金秀瑶族自治县瑶医药人才培养指导用书

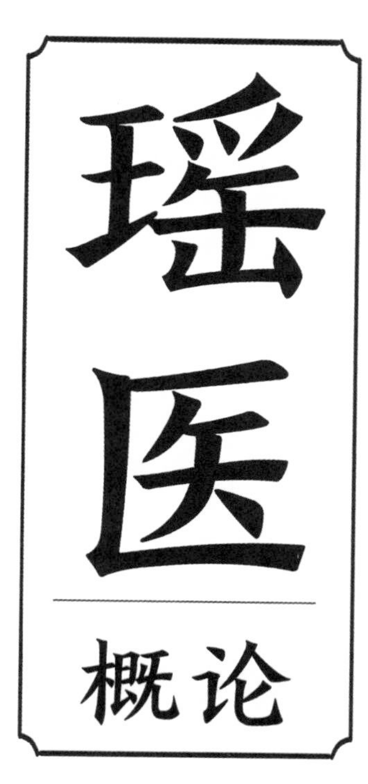

JINXIU YAOZU ZIZHIXIAN
YAOYI-YAO RENCAI PEIYANG
ZHIDAO YONGSHU

YAOYI
GAILUN

主编 李彤

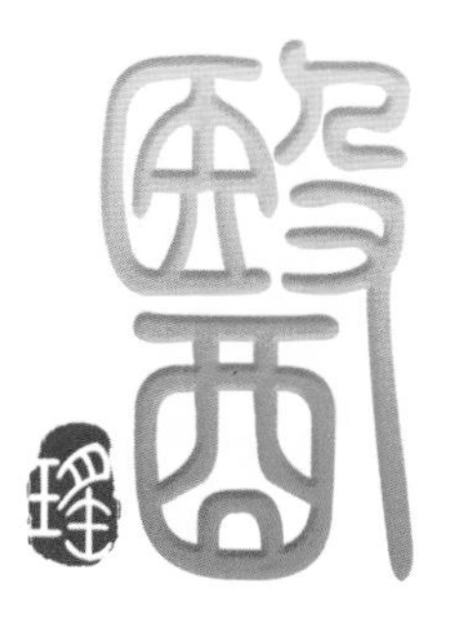

广西民族出版社

图书在版编目（CIP）数据

瑶医概论 / 李彤主编 .—南宁：广西民族出版社，2022.12

ISBN 978-7-5363-7622-9

Ⅰ . ①瑶…　Ⅱ . ①李…　Ⅲ . ①瑶族—概论　Ⅳ .
① R295.1

中国版本图书馆 CIP 数据核字（2022）第 197223 号

瑶医概论

主　　编：李　彤

出 版 人：石朝雄
策划组稿：潘　夏
责任编辑：潘　夏
数字编辑：谢奇诗　谭媛元　李春江
装帧设计：文　雯
责任印制：梁海彪
出版发行：广西民族出版社
　　　　　地址：广西南宁市青秀区桂春路 3 号　　邮编：530028
　　　　　电话：0771-5523216　　传真：0771-5523225
　　　　　电子邮箱：bws@gxmzbook.com
印　　刷：广西壮族自治区地质印刷厂
规　　格：787 毫米 ×1092 毫米　1/16
印　　张：16.5
字　　数：270 千
版　　次：2022 年 12 月第 1 版
印　　次：2022 年 12 月第 1 次印刷
书　　号：ISBN 978-7-5363-7622-9
定　　价：160.00 元

金秀瑶族自治县瑶医药人才培养指导用书

《瑶医概论》

编 委 会

主　编　李　彤

副主编　梁琼平　闫国跃　卢巧霞　徐敏玲　李　幸

编　委　王艺锦　王成龙　唐一洲　邵金宝　潘雪萍
覃　枫　韦晓嵘　文　嵚　付海霞　石泽金
余凤琴　李　颖　黄金官　庞赵生　冯　旭
李　婧　樊艳梅　温清杰

前　言

瑶族是具有悠久历史和灿烂文化的民族。在长期同疾病做斗争的过程中形成和发展起来的民族传统医药——瑶医药，是瑶族灿烂文化的组成部分，也是我国传统医药的重要内容。瑶医药不仅在历史上对本民族的健康繁衍发挥了积极的作用，而且至今仍然是瑶族广大人民群众赖以防病治病的有效手段和方法之一。为了加快推进瑶医药的发展，国家出台了《国务院关于扶持和促进中医药事业发展的若干意见》，广西也相继出台了《关于加快中医药民族医药发展的决定》《广西中医药壮瑶医药发展“十四五”规划》《广西中医药壮瑶医药振兴发展三年攻坚行动实施方案（2021—2023年）》，把以壮瑶医药为代表的中医药振兴计划纳入经济社会发展总体规划。近年来，在金秀瑶族自治县党委和人民政府的关怀、重视和支持下，金秀颁布了《金秀瑶族自治县瑶医药发展条例》《金秀瑶族自治县瑶医药发展“十四五”及2035年远景规划》，开启了金秀瑶族自治县瑶医药高质量发展新模式。

《瑶医概论》作为金秀瑶族自治县瑶医药人才培养指导用书，是为了培养更多符合金秀瑶族自治县瑶医药事业发展需要的合格瑶医药专门人才而编写的，由国家民族医药先进工作者、全国瑶医学科带头人、广西名中医李彤教授组建编委会，悉心总结历年来瑶医药发掘整理和基础研究的成果，结合临床实践经验，突出瑶医药的民族特点和地域特色。本教材对瑶族医药发展史、瑶医医道基本理论、瑶医生道、瑶医病道、瑶医诊道、瑶医治道、瑶医医养结合与养生保健等方面，逐一进行介绍，并阐述了瑶医药治疗临床各种多发病、常见病的方法。

本教材得到了金秀瑶族自治县的县委书记谭玉成、人民政府县长欧树和、人大常委会主任李成金、政协主席莫云山，以及卫生健康局领导的大力支持，凝聚了全国瑶医药行业高等教育工作者的集体智慧，代表了金秀瑶族自治县的党委、人民政府、卫生健康局、瑶医医院与全国瑶医学科带头人李彤及团队为瑶医药事业发展和人才培养所做的共同努力，谨向有关单位和个人致以衷心的感谢！

由于编者水平有限，本教材若存在不足，恳请读者提出宝贵意见，以便再版修订时提高。

瑶医学专业教材编写委员会

2022年10月

目录

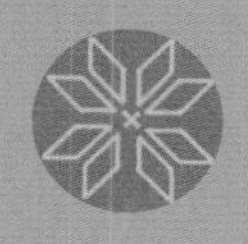

第一章 瑶医药发展史

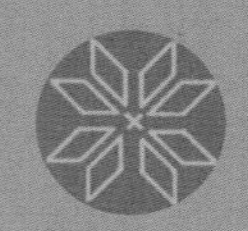

第二章

瑶医医道基础理论

第三章 瑶医生道基础

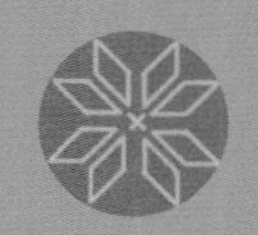

第四章
瑶医病道基础

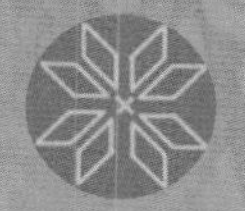

第五章
瑶医诊道基础

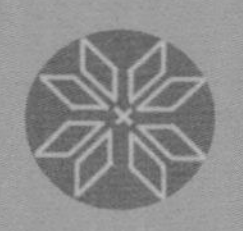

第六章
瑶医治道基础

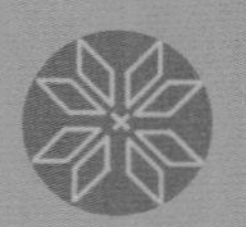

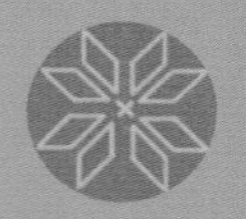

第八章
瑶医打道基础

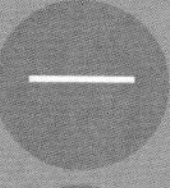

第一章 瑶医药发展史

扫码收听

第一节　瑶医药的起源

在长期与疾病做斗争的实践中，瑶族先民逐渐积累了丰富的经验，这些掌握治疗疾病方法和经验的人，即称为“瑶医”，所用的药物称为“瑶药”。在古代，瑶族没有文字，瑶医以师传徒、父传子、母传女的口传方式代代相传，同时又不断地吸收其他民族的经验来提高自己的医术，逐步形成了具有瑶族特色的医药理论，为本民族的健康和繁衍做出了重大贡献。

氏族部落时期，社会生产力极其低下，瑶族先民在各种生产生活实践中会不断遭受各种伤害和病痛，如被外物所伤、食物中毒、由气候变化引起的身体病变等。在偶然使用某种物质或方法能使伤痛、病痛得到缓解之后，瑶族先民开始意识到这些物质或方法可以治病疗伤。他们不断反复地摸索和总结治病的经验，促使了原始医药的萌芽。到了先秦时期，瑶族先民对药物已有所认识，并积累了一些治病技法和用药经验。

先秦至明清以前，是瑶医药的萌芽时期。“进山唯恐不深，入林唯恐不密”，残酷的民族政策迫使瑶族先民迁徙频繁，过着艰苦的游耕生活。南方气候炎热潮湿，是滋生瘴病等热性病的土壤。《广西通志》记载：“南方地卑而土薄，土薄故阳气常泄，地卑故阴气常盛，阳气泄，故四时常花，三冬鲜雪，一岁之中，暑热过半，人居其间，气多上壅，肤多汗出，腠理不密……”因此，岭南地区多发瘴病，即以发热、寒战，甚至昏迷、猝亡为主要表现的恶性传染病。

1992 年 4 月，广西文物工作队在金秀瑶族自治县桐木镇仁里村王二屯对距今 1900 多年的东汉早期墓葬群进行抢救性发掘，出土了一批珍贵文物。其中，出土了一件陶质博山炉引起民族医药学界极大的关注。从考古发现的情况来看，这个具有熏香医疗保健作用的博山炉，是在战国时期广泛流行的熏香文化的基础上产生的。广西金秀瑶族自治县出土东汉早期的博山炉，说明汉文化与当地民族文化已深深融合。当地的先民利用生长于大瑶山的灵香草和其他药用植物制成香熏饼块燃于博山炉中，以驱邪避瘴、保健养生。瑶族先民为了生存，利用当地物质资源来防病治病。从某种意义上说，瑶族先民的生产劳动和生存需要直接促进了当地器具的发展，间接影响了瑶医药的发展。

有关瑶医的其他记载散见于诸多史料中，如包汝辑的《南中纪闻》中记载，瑶人“善识草药，取以疗人疾，辄效”，周去非的《岭外代答》中提到“忽遇药箭，急以刀剜去其肉，乃不死”等，说明古代瑶族先民已懂得使用草药和外治手法。宋代苏颂的《本草图经》称，砂仁“今惟岭南山泽间有之”。沈括在《梦溪笔谈》中说，灵香草“唐人谓之铃铃香，亦谓之铃子香”。周去非在《岭外代答》中进一步记载了灵香草可治疗感冒、发热、腹痛、腹泻、头痛、腰痛等疾病，以及可用来避孕、绝育等。此外，从其他地方志的记载中，我们也可看出瑶医药存在的客观性。如《纪录汇编》卷六十记载，瑶人“山中多杉板、滑石、胆矾、茴香、草果、槟榔诸药，时时窃出市博鱼盐”。《乐昌县志》曰：“邑有瑶，不知始于何代……惟其人尚诚信，常以药、茶、材木运入市肆，交易无欺。”《曲江县志·卷三》亦曰：“瑶人，盘姓，古盘瓠之后也……平时多出桂头圩贸易，或负药入城，医治颇效。”

《后汉书》载：“高辛氏，有老妇，居王室，得耳疾，挑之，乃得物，大如茧，妇人盛瓠中，复之以盘，俄顷化为犬，其文五色，因名盘瓠。”这是最早有文字记载的关于瑶族先民针挑治疗疾病的例子。至今瑶族人民仍广泛地应用针挑治疗风湿痹痛、痛症、痔疮等多种疾病。另外，如毒虫咬伤、跌打损伤等病用某些植物的根、茎、叶水煎外敷、擦洗即可治愈。周去非在《岭外代答》中记录了灵香草的产地、栽培技术及特殊炮制方法。这说明在宋代，瑶族先民不但懂得采药、用药，而且已懂得种药。针挑及草药的出现，标志着瑶医药的形成。此时的瑶医药已形成本民族独具一格的医药体系。

明清时代以后，瑶药有了进一步发展。瑶医们耕作之暇，上山采药，沿途行医，医术不断提高，不仅为本族人治病，还跨县过省行医卖药。仅金秀大瑶山每年就有十多万斤草药被运往国内各大城市。金秀的瑶医们一面行医，一面销售。如果从清代道光年间的史书记载算起，瑶族在南方城镇行医卖药的历史至少已有150年。瑶族同胞在长期观察和实践中，认识到人体盈亏犹如八卦之化生，并结合易理，朴素地阐述瑶医盈亏平衡的理论：乾为盈，坤为亏，盈亏平衡则体泰安康，身体强健而无病；盈亏失衡，如盈多亏少或盈少亏多，均可导致人体失调而患疾病。

第二节　早期瑶医药经验

在长期与疾病做斗争的实践中，瑶族先民逐渐积累了丰富的经验。瑶医以师传徒、父传子、母传女的口传方式代代相传，同时又不断地吸收其他民族的经验来提高自己的医术，逐步形成了具有瑶族特色的医药理论，为本民族的健康做出了贡献。

一、瑶医对疾病的认识和诊治

瑶医药经历了漫长的实用经验发展时期，对人体与疾病有了一定的认识，对疾病的诊治方法也积累了一定的经验。瑶医对这些认识和经验也在不断地进行理论的探索。

（一）对疾病的认识

瑶医对疾病的认识，最早可以追溯到汉代对“瘴气”的认识。此后，随着瑶医药的不断发展，瑶医对疾病的认识更加深入与全面。在古代瑶族地区，痧、瘴、蛊、毒被视为常见病、多发病。随着历史的推移，这些疾病的内涵与外延也发生了变化，它们贯穿着瑶医临床各科。

（二）对疾病的诊治

瑶医虽然对疾病的分类不是很清晰，但也逐渐开始对某些疾病进行诊断和鉴别诊断，对当地发生的痧、瘴、蛊、毒等常见病、多发病已找到诊断的要点，诊断水平不断提高，治疗经验也不断丰富。

二、瑶医药物知识

（一）药物知识的积累

据文献记载，岭南地区的果类、蔬菜类、动物类等很多食物都具有药用价值。历代文献中对广西盛产的药物也有很多记载。地方志虽不专门记录医药知识，但有对地方出产的药物，乃至有关药物用法的记载。1934 年，庞新民对两广瑶族地区进行了深入的调查研究，在其《两广瑶山调查》中载有多种瑶医老班药，如苓香、桂子、罗汉果、八角、走马胎、大龙伞、小龙伞、两面针、一包针、留雕竹、金叉、八角莲、七趾莲、独脚、双柏、蔚京等。另外，从名称上看，一些药材主要产自瑶族地区，如瑶山十大功劳、大瑶山蜘蛛抱蛋、瑶山金耳环等。

瑶山独特的老班药名声甚著，药效颇高。千金草[①]是瑶山特产的一种药材，它作为早期瑶族老班药之一，瑶族先民对其种植、采收、加工及功用都有较深入的认识。

（二）药物分类

瑶医老班药，即瑶族经典用药，是经过历代瑶族医药人员不断发掘、验证、整理、总结出来的临床用药精髓，具有非常鲜明的瑶药特色。早期常用的瑶医老班药共有 165 种之多，其中虎类 22 种，牛类 21 种，钻类 21 种，风类 101 种。在中华人民共和国成立初期，瑶族民间对瑶医老班药的品种分类比较混乱，没有形成规范统一的标准。在中华人民共和国成立后，散藏在瑶族民间的医药得到发

① 千金草：瑶药名。该药中药名为马尾千金。

掘整理，总结出瑶医常用、疗效奇特、源远流长的104种老班药。根据药物的性味、功能、主治等特点，104种老班药可分为“五虎”“九牛”“十八钻”“七十二风”。

瑶族民间药歌

五虎威震坐山中，寒热温平息息通。

九牛力大强筋骨，益寿超过庞宜宗。

十八武艺能掌握，哪怕猎物无钩弓。

七二风名治百疾，留下后人去追踪。

三、预防思想及经验

瑶族先民以深山老林为居，以毒蛇猛兽为邻，因所居住的地区山岚雾露、盘郁结聚，导致体内风寒湿热不易疏泄，故易生百病。恶劣的自然生存条件，加之迁徙性的劳作生存方式，瑶族人民更加注重对疾病的预防、对身体的养护。在与疾病的斗争中，瑶族人民在预防疾病方面积累了丰富的经验，如保证水源卫生、消灭四害等，对维护身体健康有着积极的意义。对于传染病，瑶族人民采取了一些有效的措施预防疾病的传播，如隔离、火葬等。清代《开建县志》就有“惧患痘，有出而染者，不得复入”及“有疫殁，则并焚其尸徙居焉”的记载。

瑶族先民也非常注重根据季节、气候的变化来调理自身的精神、饮食和起居，以养生防病，并运用药浴、食养、药养等方法，以及保持环境卫生、避邪防病、既病防变等措施来预防疾病。产后药浴是瑶族人民独有的保健医疗方法。此外，五月初五洗药浴、饮雄黄酒、吃药粑等也有助于预防疾病。

四、瑶医药理论的初步形成

瑶医药的产生和发展是随着瑶族的繁衍而发展的。瑶族人民生活的地区在五岭以南，逶迤延展于岭西，南濒海滨，地处亚热带，雨量充沛，如此特殊的地理、气候环境造就了丰富的药物资源。瑶族人民在这样的环境下生活积累了丰富和独特的诊病治病经验。经过历代瑶族医药人员的不断探索、发掘、整理和总结，已初步形成具有本民族特色的瑶医药理论和诊疗方法。

晚清和民国时期，随着瑶医药理论知识和实践经验的不断积累，同时又受到中医学的深厚影响，瑶医药吸收了中医的阴阳、气血、脏腑等理论，借鉴了中医的诊断技术、治疗方法等内容。瑶医药的理论体系由零星的知识积累到逐渐的系统化，形成了具有民族及区域特色的理论雏形，包括人体生理病理、病因病机、疾病诊断、治疗原则和治疗方法等。在此基础上，瑶医形成了对人体生理病理和疾病病因病机的认识，总结了丰富的诊断方法、治疗原则和临床验方。

第三节　瑶医药的发展

中华人民共和国成立后，党中央执行民族平等政策，鼓励继承和发扬民族医药，非常重视包括瑶医药在内的各少数民族医药的发展，各种民族医药方针政策的出台，使瑶族人民的医药卫生事业得到了前所未有的发展。

一、全国瑶医药的发展成就和发展现状

1985 年，中国中医研究院广西民族医药研究所成立。该机构对壮医、瑶医、苗医等民族医药进行发掘整理和深入研究，并开展民族医药临床服务。1988 年，成立瑶医研究室，开展瑶医药文献整理、民间瑶医药资料搜集等工作。1986 年，广西金秀瑶族自治县成立瑶医门诊部及瑶医研究所。2004 年，金秀瑶族自治县瑶医医院成立，是目前全国唯一一所事业性、公益性瑶医特色医院，集医疗、科研、康复、保健、预防于一体。

2010年，全国首个瑶医药学院——广西中医药大学瑶医药学院成立。该学院现拥有瑶医药教学实验中心、瑶医药教学实训中心、瑶医药文化展示厅、瑶医药教学实践基地、广西壮瑶医药与医养结合人才小高地、广西瑶医优势病种诊疗规范化研究中心等学科平台。近五年来，该学院承担国家级、自治区级等各类项目50项，获得省部级各类科研奖励10项；起草并发布广西地方标准11项；获自治区非物质文化遗产保护名录4项；申请专利36件，包含授权16件；出版著作30多部，如《中国瑶医学》《中国瑶药学》《中国现代瑶药》《实用瑶医学》等。我国第一套（共11本）较系统、完整的、面向高等学校的瑶医学专业教材由广西中医药大学瑶医药学院组织编写。这些成果标志着瑶族医药的研究工作已从经验医学向实验医学发展，并向着规范化、标准化迈进，形成了民族特色鲜明、医药一体化发展的瑶医药学科。目前，广西中医药大学是广西甚至是中国唯一的瑶医药人才培养的正规高等院校，学校第一附属医院还设立专门的瑶医门诊。

2014年，中国民族医药学会瑶医药分会在广西壮族自治区金秀瑶族自治县成立。此后，全国12个瑶族自治县也先后成立了瑶医药协会。中国民族医药学会瑶医药分会现任会长为李彤教授。瑶医药分会挂靠在广西中医药大学瑶医药学院，每年在不同地区召开理事会及学术年会，交流瑶医药的挖掘、整理、研究、开发、利用等情况，交流瑶医药学临床经验和科研动态，提高瑶医药应用水平。中国民族医药学会瑶医药分会是目前全国瑶医药领域最高的学会团体，肩负着重要的使命。

2016年，广西国际壮医医院建立。医院以壮瑶医药为特色，以中医药为基础，以现代诊疗技术为保障，涵盖了医疗、教学、科研、康复、保健、壮瑶医成教培训、特色制剂、民族医药文化传承和国际交流等功能，是全国最大的综合性、现代化、国际化民族医医院。医院科室设置遵循医院定位，重点突出壮医、瑶医等民族医药特色，设置有民族医学特色诊疗中心、名医堂、药浴中心等民族医疗单元，设置近100个民族医诊室，民族医药诊疗服务区域9000多平方米，有效满足广大人民群众对中医、壮医、瑶医的需求。此外，医院加强专科、专病、专药建设，运用中医、民族医药和诊疗技法治疗常见病、多发病及慢性病等疑难杂症。

二、金秀瑶医药的发展成就和发展现状

金秀被誉为“中国瑶医药之乡”，瑶医药资源丰富。在长期与恶劣的生存环境和疾病做斗争的过程中，瑶族人民利用瑶山盛产的动植物药资源，积累了利用动植物药防病治病的丰富经验，形成了独具一格的瑶族医药，并逐步形成盈亏平衡论、症同疾异论、三元和谐论、气一万化论等瑶医药基础理论。

金秀大瑶山山高林密，雨量充沛，百草丰茂，气候适宜，优势独特的自然条件孕育了异常丰富的药用植物和动物，是全国第二大药物基因库。据药物普查记载，瑶医用药种类达 1392 种，其中，植物药 1336 种，隶属 198 科 716 属；动物药 43 种，隶属 32 科 37 属；矿物药 4 种；其他类 9 种。植物药包括广为流传的“五虎”“九牛”“十八钻”“七十二风”等 104 种老班药，主要的用药部位包括植物的根、茎、叶、花、果实、种子、皮、全草等。大瑶山有丰富的草药资源，因此，当地的瑶药资源经常作为原材料运送至全国各地有瑶药需求的医院或者诊所。金秀民间诊所所用的草药，几乎都是当地掌握瑶药鲜药采收技术的村民亲自进入大瑶山采收，再加工炮制而成。其中，肿瘤藤、乳腺草等十分直观的可以用以治疗相关疾病的瑶药，值得我们进一步深入整理发掘。

由于历史的原因，瑶族没有自己的文字，这给瑶医的传承带来了困难。瑶医的传承大多是口授心传，有些是只传子不传女，传一不传二，有的甚至到临终时才传授，因此，很少有瑶医著书立说，医理医方鲜流于世，瑶医理论体系迟迟未能形成。

改革开放以来，瑶医门诊逐渐增多，瑶医的队伍也不断发展壮大。据金秀瑶族自治县卫生局 1998 年的统计数据，全县有瑶医 400 多人，分为行医和坐医两种。行医的瑶医外出卖药治病，走遍全国各地，因药物有效，医师技术高明，备受各地群众的欢迎。金秀长桐乡六架屯的庞福万为典型代表。坐医的瑶医固定在一处医治患者。当地瑶医多数没有进过医学院校学习，但他们的家庭成员有不少是瑶医，所学医技基本以口传心授的形式世代传承。他们讲医德，讲信誉，求医看病的人也越来越多。虽然金秀当地的瑶医普遍没有正规的学历，不具备参加全国统一执业医师考试的资格，但是他们确是一直在从事治病救人的医疗活动。因此，广西对金秀的瑶医给予了扶持政策，即当地卫生健康主管部门可组织当地瑶医参

加资格考核，合格者可获得广西金秀瑶族自治县瑶医医师资格证书，在金秀从事瑶医执业活动，这无疑是对瑶族医学的有力保护。

由于历史以及秘不示人的民族习俗等诸多原因，瑶医文化的传承面临断代的风险。1979 年，为挖掘、整理和传承瑶族医药，金秀瑶族自治县人民政府成立了瑶医药研究所。为把瑶医药研究所历时 7 年收集整理散落在瑶族民间的瑶医药秘方、偏方等用于临床，金秀瑶族自治县于 1986 年成立了金秀瑶医门诊部。2004 年 10 月，随着广大群众对瑶医药医疗保健需求地不断增长，金秀瑶医门诊部升级为金秀瑶族自治县瑶医医院。2008 年，在金秀瑶族自治县县委、县人民政府的高度重视下，以及上级卫生行政部门的大力支持下，金秀瑶族自治县瑶医医院荣获广西壮族自治区成立 50 周年大庆的“民心工程”建设项目。2009 年 9 月，该项目完成建设并投入使用，为瑶医医院的发展提供了新的平台。为加快金秀瑶族自治县瑶医药的挖掘、整理、研发和利用，2009 年 10 月，经县人民政府批准在瑶医医院重新挂牌成立瑶医药研究所，实行“两块牌子，一班人马”的管理模式。现在医院已发展为下辖包括桐木总部、瑶医门诊部、金秀新院、瑶医药研究所和瑶医药康复疗养保健中心在内的综合医院，是全国唯一的公立二级甲等瑶医医院，同时还是广西壮瑶医药与医养结合人才小高地，广西中医、壮瑶医健康养生示范基地，广西中医药大学瑶医药学院实习医院，广西中医药大学第一附属医院技术协作医院，来宾市卫生学校民族医学实训基地。

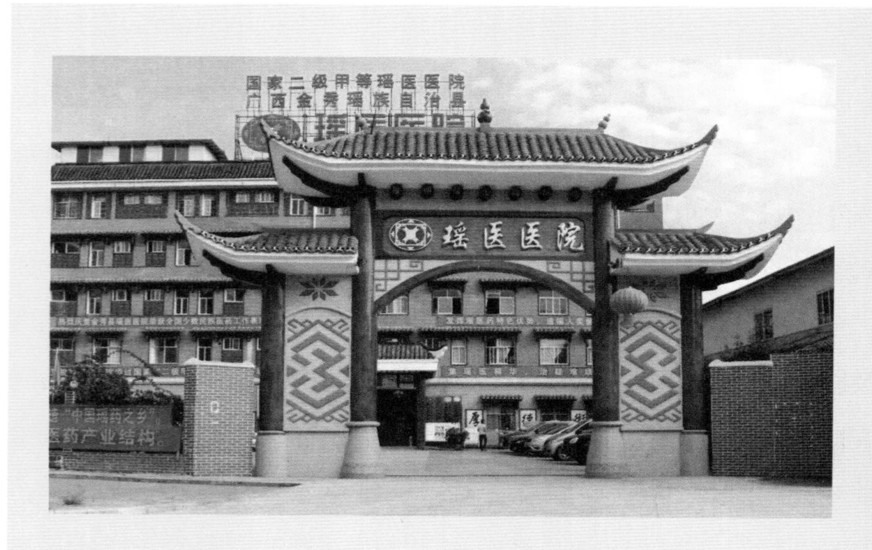

扫码观看

金秀瑶族自治县瑶医医院开设有瑶医风湿痹症专科（国家、自治区级重点建设专科）、瑶医骨伤科、瑶医康复科、瑶医肿瘤科、瑶医肝病专科、瑶医痔疮科、瑶医胃病专科等10个科室。医院坚持走民族医药发展特色之路，除充分发挥“五虎”“九牛”“十八钻”“七十二风”等传统老班药的治疗作用外，还大力推广瑶医独特的诊疗技术，如断肠草点烧、熏蒸、熨烫、佩戴、放血、骨灸、药物灸、药棍灸、针灸、针挑、陶瓷针、捶击、推拿、指刮、风弓刮、碗刮、青蒜刮、杆草刮等，积极使用大瑶山瑶药为当地群众提供价廉、质优的健康诊疗服务。

金秀瑶族自治县瑶医医院在积极发挥瑶医药优势为广大群众健康服务的同时，还承担金秀瑶族自治县瑶医药产业开发任务，充分发挥瑶医药研究的资源优势，联合技术雄厚的医药院校、科研机构，开发了瑶药浴、瑶药酒等系列保健养生产品及院内临床使用的瑶医药制剂，共申请瑶医药专利70多个，收集整理民间偏方、秘方5000多条，采集瑶药材标本1000多份，还编写了《广西大瑶山金秀瑶药效方集（第一卷）》《金秀大瑶山经典瑶药图谱与歌谣》《瑶医临床验方集（第一辑）》等一批重要书籍。

瑶药单方及验方经过上百年的流传、应用及药理学验证，多数疗效确切而副作用小，尤其是在治疗乙肝、肺脓疡、癫痫、前列腺炎、风湿性心脏病、坐骨神经痛、骨质增生、风湿性关节炎等疾病方面的效果显著。在金秀，瑶医除了帮病人看病，还对外出售瑶药原料和饮片，提高药物使用率，有些甚至还制成药酒、药粉、药片、药剂等。金秀瑶族自治县制药厂（现为金秀圣堂药业有限责任公司）采用瑶药提取物生产的护肝药，治疗乙肝顽疾效果佳，畅销区内外。近年来，广西大力推动瑶医药发展，于2021年出台了《金秀瑶族自治县瑶医药发展条例》。目前，全县瑶医药种植面积超过10万亩，预计2022年达到20万亩。同时，计划引入30亿元投资，打造一个集瑶医药种植、研发、康养于一体的大健康全产业链项目，积极筹建广西金秀国际瑶医医院，推动瑶医药走向世界。

第二章

瑶医医道基础理论

扫码收听

第一节　瑶医医道简介

瑶医药不仅是我国传统医学的重要组成部分，而且是中华文化与中华医道的重要组成部分。瑶医不是体系所能概括的，而是大道纲纪。瑶医是医道，是活人之道，而不仅是医学。瑶医之道与传统中医之道是相通的。瑶医医道简单扼要，但大道至简，大道至易，至简至易才能通用。瑶医认为，世界是简单和谐的，医道理论和方法亦应如此。

一、瑶医医道属于传统医学范畴

传统医药是整体保健知识、技能和实践的总和，因其保健和治疗的作用而得到社会的承认和接受。瑶医药学就是传统医学中的一朵奇葩。

二、瑶医医道是民族医学的重要组成部分

民族医药是中国少数民族的传统医药，《中华人民共

和国宪法》规定："国家发展医疗卫生事业，发展现代医药和我国传统医药。"宪法中提到的传统医药，包括中医药、民族医药和民间医药三个组成部分。民族医药是中医药的重要组成部分，在历史上民族医药为民族地区的繁荣和发展做出了重要的贡献。民族医学需要具备三个特性，即民族性、传统性、地域性，瑶医药具备这三个特性。

三、瑶医医道是瑶医药经验的总结

我国是一个多民族的国家，各民族混杂居住。瑶族医生在借鉴和引进四大经典及中医学的精气学说、阴阳学说、藏象学说、三焦学说、气血津液学说等基本理论的基础上，总结出了自己民族对人道的独特见解，如盈亏平衡论、鼻关总窍论、三元和谐论、百体相寓论、症同疾异论等理论，这些都是在中医理论基础上的进一步发展。因此，瑶医基础理论与中医基础理论既有相似之处，又各有特色。

第二节　瑶医医道的主要特点

一、医药一体化

医药相结合，这是瑶医药最主要的特色。行医者必识药，采药者必懂医；行医而不识药则医不灵，采药而不懂医则药无效。因此，自古以来瑶族医生都是将疾病诊治、采药加工及配方发药集于一身，从未有医药分家的现象。

二、防治一体化，医护一体化

在长期的生产生活实践当中，瑶族人民认识到周围的生活环境会对人体健康产生影响，从而总结出了有关疾病护理方面的经验。如对于痧、瘴、蛊、毒等传染性疾病，他们常常采用隔离、消灭传染源等方法来阻止传染病的流行扩散。民间流行用艾叶燃烧、喷洒雄黄酒等方式对空气进行消毒。瑶族人民用预防的方法来减少传染病的发生，采取一系列行之有效的环境保护措施，为本民族人民的健康繁衍做出了巨大贡献。

三、食疗发达，简单灵验

历代瑶族人民在实践中总结出丰富的食疗文化，至今仍沿用不衰。药粑、药饼、田螺菜、药茶、药酒等瑶族常用食疗方法对防病治病、增进健康是大有裨益的。

四、医药与健身结合

瑶族人民喜欢通过体育锻炼来提高身体素质、增强自身的抗病能力。瑶族体育运动的一大特点便是常常与歌舞相结合，如赛陀螺、舂打红棍、戏耍人龙等。这类体育活动在瑶家更是数不胜数，有着广泛的群众基础，保障了本民族人民的健康。

五、医药与宗教结合

瑶族是一个具有悠久历史和灿烂传统文化的民族。瑶族人民对医药的认识，是由形成雏形的信仰疗法、医巫结合到形成体系的经验医药、实验医药的逐步发展过程。

六、浓厚的商业意识

瑶族人民以医药作为与各民族相互沟通、相互交流的桥梁。传统瑶医能医擅药，他们靠高超的医术为丰富的药物资源找到了出路，使商业逐渐与医疗相结合，形成了既诊病又卖药的局面，与周围其他民族进行着互通有无的生产物质的交换，形成了以物质交易为基础的社会共生关系。如果从清代道光年间（1821 ～ 1850 年）的史书记载的时间算起，瑶族人民在南方城镇行医卖药的历史至少已有 150 年；若从宋代瑶族人民出售灵香草、蜂蜡等药材产品算起，已历时七百多年。迄今瑶族人民仍为国家培育生产大量名贵药材，如厚朴、八角、肉桂、杜仲、砂仁、灵香草等。

每年金秀都有数百名瑶医走出大瑶山，他们在全国各大城市售药行医，以独特的瑶医传统疗法、祖传的良方和优质的瑶山药材为各族人民解除病痛。此种方式，在让人们领略瑶族古朴民风的同时，对民族医药文化的交流发挥了重要作用，增进了各民族之间的友谊，加深了彼此间的了解。因此，瑶族人民赢得了各族人民对瑶医精湛医术和优秀品质的敬仰。

七、特殊的民约形式

瑶族人民在日复一日的生活劳作中总结出一些约定俗成的村规民约。这些村规民约通过一代代言传身教流传下来，体现了民族的切身利益，起到了保护人们健康的积极作用，无不透出古朴的民风民俗。瑶族村寨中有许多村规民约，如《瑶家河规》中就规定："不能乱倒杂物污染河水。"这样既保护了水源使环境不受污染，又防止了疾病的传播。在瑶族的各村各寨中经常可以见到一些写着字的石牌，这些石牌就记载着部分的村规民约。石牌所规定的内容人人都得严格遵守，谁要是违反了这些规定，将受到本族或全村的排斥和谴责。瑶族人民制定的这些村规民约作为一种行之有效的措施，确实对本民族人们的健康和繁衍起到了积极的作用。

八、诊病观察细致入微

瑶族医学重视望诊，观察细致入微。过去，瑶山村寨缺少医疗检验设备，因此望诊具有特别重要的意义。如瑶医的目诊，它通过观察眼睛各个部位的形态、颜色、结构等来诊断疾病。在观察白睛时，瑶医会特别细致地观察白睛的血丝走向、形态、颜色、斑点来判断疾病。临床上有 10 种血丝形态，如血丝弯曲、分叉、离断、粗细等，还有 5 种斑点，如云雾斑、黑点、多形斑等。又如瑶医的甲诊，临床上有 28 种甲象之分，包括有色斑点、有色条纹等。

九、病、症、疾关系的特殊认识

瑶医对疾病有病同症异、症同疾异的认识。病同症异是指病大于症，病同但症不同。症同疾异表明瑶医的症不同于西医的症状，也不是中医辨证论治的证。瑶医认为，症是相同的，疾是不同的。瑶医根据病的盈亏状态及病的过程，将病分成四种症型：一是盈不盛而亏不衰。疾病早期，邪毒不盛，为盈不盛，患者素来身体健壮，为亏不衰，宜轻用打药攻毒。二是盈不盛而亏衰。此为疾病早期的另一种症型表现。患者素来体虚，邪毒更易发展到慢性期，宜重用风药，轻施打药，风打兼施。三是盈过盛而亏不衰。此种症型出现在疾病中期，邪毒炽盛，但机体正气并未亏虚，能够和毒邪抗衡，表现出盈过盛而亏不衰的状态，应重用打药。四是盈过盛而亏衰。随着邪毒不断侵蚀机体，正气亏虚，毒邪不退。此症型一般出现在疾病晚期，要重用风打药物。

第三节　瑶医医道的思想基础

一、形神学说

（一）形神的基本概念

瑶医医道对形神的理解较原始且朴素。瑶医认为，形就是人的形体[①]，神就是人的神气[②]。形体与神气必须保持盈亏平衡状态，否则形神失衡，则出现疾病。因此，瑶医医道认为人体必须具备形体系统与神气系统，这样人才能算是一个完整的生命，只有形体与神气盈亏平衡，才能发挥人体正常的生命功能，保持正常的生命活动。

---

① 形体：瑶语音译为“贤”。

② 神气：瑶语音译为“申其”。

（二）形神的基本内容

1. 形神合一论

形神合一是瑶医医道关于养生守中思想的核心理念，更是瑶医神气学说、三元和谐论的基础。神的概念内涵是一元的，即为“生命之主”，但其外延是广泛的，既包括心理方面，也包括生理方面。因此，这一概念体现了中医心理学的心理生理统一观。形神合一的生命观是瑶医医道的重要组成部分。

2. 心主神明论

心主神明论是在中医学理论的指导下，用藏象学说及一元化理论来阐述人体复杂生命活动规律的假说，也是瑶医医道关于心肾生死论的理论基础。它认为人体生命活动最高主宰是心神[①]，心理活动也不例外。人体的心理活动和生理活动统一在心神之中。心神保证了脏腑功能活动的协调。人对客观世界的认识以及由体验而产生的情感也是在心神的主导之下，以五脏为生理基础而产生的。明代张景岳在《类经·疾病类》中说：“心为五藏六府之大主，而总统魂魄，兼赅志意。”

心主神明论是在形神合一论的基础上，将人身之神依附于藏象之心，故心才成为君主之官而主神明。在理论上，它和脑髓说只不过是在“神”所依附的“形”这一点上有所分歧，而与“神为生命之主”这一基本观点是一致的。心主神明论不仅很好地阐述了人体复杂生理活动的整合控制和心理活动的有序进行，更重要的是突出了心理和生理的统一。

3. 心神感知论

心神感知论是在心主神明论的基础上，阐述心神主导人对客观世界感知活动的过程。《灵枢·本神》曰：“所以任物者谓之心。”正因为神舍于心，心神是人感知活动的中枢，所以“藏象之心”才成为反映所感知客观事物的处所。目、耳、鼻、舌、身五种感官所反映的视、听、嗅、味、痛、触、温等，都不是相对应的感官及脏腑的孤立活动，而皆为将其所接收的客观世界的相关刺激反映至心，由心神做出判断。

4. 灵魂出窍论

灵魂出窍论是在形神合一论的整体观指导下，用盈亏学说阐述灵魂出窍的理

---

① 心神：瑶医医道称之为“神气”。

论。瑶医医道认为，人的睡眠及与之相伴随而发生的梦，是人生活中重要的生理现象，它是人体脏腑气血阴阳盈亏变化的一种表现，寤寐的交替过程，就是卫阳之气由阳入阴及由阴出阳的过程。卫气之阴阳出入，与昼夜之阴阳变化、体质之阴阳盈亏等密切相关。正因寤寐之理本于阴阳，所以生活起居法于阴阳，才有利于身心健康，寤寐失常则要调和阴阳。睡中梦境，乃由脏腑阴阳盈亏所致，可作为疾病时脏腑盈亏辨症的参考。尤其是某些疾病在未明显形于外之前，常常先有奇异怪梦先兆，这时，应用阴阳五行、藏象理论认真分析，往往可早期发现，以便早期治疗。

（三）形神学说在瑶医学中的应用

瑶族有自然崇拜信仰，认为万物有灵，以龙、犬为图腾，崇拜密洛陀和盘王。瑶医多精通道教，常兼职师公和道公。瑶医认为，人体必须具备两个系统，即形体系统和神气系统，否则生命就不会完美。一种是我们的形体生命形式，一种是神气所代表的生命形式。形体需要“味”来供养，而神气则需要“气”来供养，《六节藏象论》中所说的“天食人以五气，地食人以五味”就是这个道理。人不但有两个生理系统，而且每个系统都有自己的精神中枢；意志对应神气系统，情志，即喜、怒、忧、思、悲、恐、惊，对应人的形体系统。人的两套系统必须保持平衡、和谐相处、相互合作、有机统一。人体的两套系统必须与社会、自然等外部环境保持平衡。人的形体系统必须从自然生态系统中获取氧气、水、食物，同时又要适应生态环境的气候变化，如风、寒、热、湿、燥、火等。同时，人体的神气系统也必须与社会其他不同的人群的神气保持平衡关系。

二、盈亏学说

（一）瑶医盈亏学说的基本概念

瑶医认为，人体形体系统和神气系统的平衡和谐、相互合作、有机统一，构成了盈亏平衡的诸多关系。在两个系统的诸多关系中，平衡是最高法则，任何一方的失衡都会影响对方的存在状态，最后导致疾病的产生。所以，盈亏平衡代表身体健康，盈亏失衡则易生疾病。

（二）瑶医盈亏学说的临床应用

瑶医盈亏平衡理论是瑶医的核心病机，临床具体应用时，首先要判别身体的盈亏平衡状态：盈则满，满则溢，溢则病，如脑出血、血山崩等症；亏则虚，虚则损，损则病，如贫血、眩晕、腰痛、哮喘、心悸等症。在审症的基础上，瑶医治疗的原则是风亏打盈，即“盈则消之，亏则补之”。对于盈症的治疗，以打药为主；治疗亏症，则以风药为主。临床具体运用时还根据不同脏腑的盈亏，选用不同的打药及风药，有时则是风打两类药合理配伍，使药力更专更宏。瑶药最常用的“五虎”“九牛”“十八钻”“七十二风”归结起来也分为风药、打药两类。“五虎”在功用方面大多是打药。“九牛”在功能上有养血、固肾益精、舒筋活络的功效，多属风药。“十八钻”的用途主要是通达经脉、透利关节，对瘀阻、湿滞的患者较为适宜，多属打药。“七十二风”的性能，包括有寒热、温平、降泻、扶补，在临床配伍后均有独到疗效，属风打相兼药。总之，瑶医临床用药需在盈亏平衡理论的指导下，熟练掌握风打盈亏理论，精确运用“盈则消之，亏则补之”的配伍原则，使机体达到与周围环境及机体脏腑之间的盈亏平衡状态，这样就能祛除疾病，病体痊愈。

三、六行学说

（一）六行的概念

瑶医有六行之说，专指木、火、土、金、水、气。其中，木、火、土、金、水与中医的认识一致，为五行。五行是有形之物，代表着人的形体脏器系统，即现代解剖学的人体系统。第六行，瑶医称为“气”，此处为无形之物，是一种神气，代表着瑶医的神气系统。气在生命活动中，具有十分重要的作用，人体的生长、发育、衰老、死亡和疾病的发生都离不开神气的作用，即生命过程与气的盛衰、运动变化有关。

（二）瑶医学气的运用

瑶医用六行之气表述神气。瑶医认为，神气是存养于人体内的精纯元气，多用精神气息、神志、神情、神态来表现。在先秦诸子文献资料和《黄帝内经》中有较为丰富的有关“神气”及其相关术语的记载。其蕴含的思想是中国古代哲学、医学、心理学的重要组成部分，展现了中华传统文化的魅力。瑶医之神气包含了血气、心气、意气、神气、志气等，包含人的深层次心理状况或人格，内容涵盖了心理病因病机、心理疗法、心理诊断、养生调神、人格气质等。中医界对于气的研究主要是集中在以下几方面：气的概念、气的实质、气的分类、气的源流、气的现代研究、精气神学说、气的思维特征等。瑶医神气学说的相关研究便是从中汲取灵感，使之更完善、更系统，从而形成完整的人格、形成思想、分类思想、鉴定思想，提高临床疗效。

四、神气学说

瑶医的神气学说，所蕴含的思想建立在中国古典哲学气本原的基础上，以儒家、道家、医家理论为核心，所蕴含的心理学思想更偏向于关注心灵、心性境界的提升，从而保持身心的健康状态。瑶医神气概念的提出建立了瑶医心身一体、三元和谐的多元生态医学体系，有利于完善心理学的理论与实践。

传统的神气道包含了心理暗示疗法，治病时运用“语言”这一工具，对患者进行精神上的支持，解除患者的思想顾虑，激发他们战胜病魔的信心和决心，使他们能积极主动地配合治疗，这也属于信仰疗法之一。

第三章 瑶医生道基础

扫码收听

第一节　瑶医对气、血、精、神、津液、脏腑的认识

一、气

瑶族先民认为自然界的一切物质都是气[①]的变形，是气的运动、变化的结果。万物的生成、变化、强盛、衰落都取决于气的运动。瑶族医者基于元气论提出气一万化论，在谈论许多问题时都离不开气的概念，可以说，气一万化论是瑶医学的重要理论之一。瑶医认为，气是人生存最根本的基础，是生命活动之主、之本、之母，人活着就靠一口气，即生命之气，失去了这口气，生命就会终止。人体的组成物质都由气化生，人体各个器官的功能活动都由气派生。气的存在状态有弥散和聚合两种。人体由气聚合而成，

① 气：瑶语音译为“其”。

各种生命活动，包括人的感觉、思维、情志等精神心理现象；各种生命物质基础，如脏器、皮毛、肌肉、筋骨、爪牙等，都是由气运动产生的。

二、血

瑶医学的血[①]理论深受中医影响。血是循行于脉中而富有营养的红色液态物质，运行周身，内至脏腑，外达肢节，周而复始，是构成人体和维持人体生命活动的基本物质之一。瑶医也认为，血是一种运行在血管[②]中，富有营养的红色液体。血液循环于血管中而流于全身，发挥营养和滋润作用，为脏腑、经络、形体、官窍的生理活动提供营养物质，是人体生命活动的根本保证。人体任何部位缺少血液的供养，都能影响其正常生理活动，造成生理功能的紊乱以及组织结构的损伤，严重的缺血还能危及生命。

三、精

瑶医学的精理论，是在古代哲学的精气学说的基础上形成的。在古代，精被认为是一种充斥在宇宙之间的无形而运动不息的极细微物质，是构成宇宙万物的本原，也是生命形成的本原。瑶医的精理论，受中医学精气学说的影响，是研究人体之精的概念、代谢、功能及其与脏腑、气血等相互关系的学说。瑶医学的精有多种含义，与古代哲学的精或精气在概念上有着严格的区别。瑶医认为，精的本始含义是指具有繁衍后代作用的生殖之精，包括男性之精及女性之卵。此为狭义之精，是瑶医学精概念产生的起源。从精华、精微之意的角度出发，人体内的血、津液、髓以及水谷精微等一切精微物质，均属于精的广义范畴。一般说来，精的概念范畴，仅限于先天之精、水谷之精、生殖之精及脏腑之精。精的代谢过程，分为精的生成、贮藏和施泄等三个不同而相互关联的阶段。瑶医认为，精主闭藏而静谧于内，与气之运行息息相关，其性属阴。精除具有繁衍生命的重要作用外，还具有濡养、化血、化气、化神等功能。

---

① 血：瑶语音译为“酱温”。

② 血管：瑶语音译为“酱滚”。

四、神

瑶医认为，神①是生命活动的总规律，是人体生命活动的固有规律及由此引发的一切生命现象的总称。瑶医形神学说认为，人是形体与神气结合且统一的有机整体，形为神之体，神为形之主，形神不可分离。瑶医讲究形神统一，研究人的生命，在形的方面只研究整体之形和有神之形，多以抽象、类比的方式认识。

五、津液

瑶医中对于津液②的理解，主要来源于中医理论。津与液皆来源于水谷精微，但二者在性状、分布和功能上有所不同：质地较清稀，流动性较大，布散于体表皮肤、肌肉和孔窍，并能渗入血脉之内，起滋润作用的，称为“津”；质地较浓稠，流动性较小，灌注于骨节、脏腑、脑、髓等，起濡养作用的，称为“液”。津与液二者本质相同，均来源于饮食水谷，二者相互影响，相互转化。津液的生成、输布、排泄过程很复杂，涉及多个脏腑的生理活动。例如，胃的受纳，小肠的吸收，脾的转输，肺的宣发肃降、通调水道，肾的蒸腾气化等。津液主要有滋润和濡养的功能，如润泽浅表的皮毛、肌肉，滋润深部的脏腑，充养骨髓和脑髓，润滑眼、鼻、口等孔窍，滑利关节等。如果津液的输布、排泄失常，就会滋生水饮，或酿生痰浊，出现一系列病理变化。瑶医对津液的生成、输布、排泄以及对津液滋润、濡养功能的理解，与中医学的认识是一致的。

六、脏腑

瑶医在气一万化理论的指导下，称脏腑为“幼气”③。幼为始，气为动。幼气是始发的生命活动方式，而不仅是解剖学中的组织器官。瑶医认为，上部以

---

① 神：瑶语音译为“申”。

② 津液：瑶语音译为“嗡”。

③ “幼气”：瑶语音译为“扭”。

头[①]为“闭”，心[②]为“醒”，肺[③]为“泵”；中部以脾[④]胃[⑤]为“幼”，肠为“缸”，肝[⑥]为“权”；下部以肾[⑦]为“蒸”，膀胱[⑧]为“化窍”。这些命名形象地描述了“幼气”的职守，从而进行了生命活动方式的归类：“闭”为合，为元神之府，元神为本，守而不离其宗；“醒”为开，为神明之所，神明为用，神清和用曰明；“泵”为鼓动，司出入升降；“幼”为初始，司演变运化；“缸”为存器，司传递转输；“权”为衡主，司指挥协调；“蒸”为发生之根；“化窍”为气化之门。瑶医理论对内脏的命名及其对内脏之气的认识，具有简明实用的特点。

① 头：瑶语音译为“扑巩”。

② 心：瑶语音译为“勋”。

③ 肺：瑶语音译为“砰”。

④ 脾：瑶语音译为“榜”。

⑤ 胃：瑶语音译为“扑”。

⑥ 肝：瑶语音译为“篮”。

⑦ 肾：瑶语音译为“如嘴”。

⑧ 膀胱：瑶语音译为“越飘”。

第二节 瑶医对经络和穴位的独特认识

一、瑶医经络学说概述

瑶医经络注重在临床中的应用和发挥。瑶医经络的发展，大多是靠师门中的口耳相传才得以继承和发扬，但究其理论依据，瑶医还是继承了大量中医经络的理论。由此可见，中医基础理论知识对瑶医药的影响深远。瑶医发挥其聪明智慧，在中医经络的指导下，有了自己在治病过程中独特的认识。瑶医认识到经络对人体的重要性，同时也认为经络是神气附着的载体，因而在协调、配合各个局部的生理作用中具有特殊的活动规律，于是他们称经络为“神路”，包括经脉和络脉。瑶医经络的生理功能，和中医经络的生理功能有相似、共同之处。以十二经脉为主体的经络系统，具有运输渗灌、沟通联系、感应传导及调节平衡等生理功能。经络的生理功能，实际上是“经气”的作用。

二、瑶医经络系统的基本概念

瑶医“神路”即经络，包括经脉和络脉。“经”的原意是纵丝，有路径、途径的意思。《医学入门》曰：“脉之直行者为经。”“络”的原意是网络，有联络、网络之意。《灵枢·脉度》云：“支而横者为络。”“经络”一词最早见于《黄帝内经》，是经脉与络脉的总称，是运输渗灌全身气血，沟通联系脏腑形体，感应传导内外信息，调节平衡生理功能的通路系统，是人体结构的重要组成部分。《灵枢·海论》云：“夫十二经脉者，内属于府藏，外络于肢节。”《灵枢·本脏》云：“经脉者，所以行血气而营阴阳，濡筋骨，利关节者也。”它们都说明，经络是人体运行气血，沟通联系脏腑肢节及上下内外的通路系统。

经络中的经脉是主干，络脉是分支。经脉大多循行于深部分肉之间，络脉则循行于体表较浅的部位；经脉以纵行为主，络脉则纵横交错，网络全身。《灵枢·脉度》云：“经脉为里，支而横者为络，络之别者为孙。”经脉和络脉虽然有区别，但是二者紧密相连，共同构成人体的经络系统，负担着运行气血、沟通联系等作用，将体内五脏六腑、四肢百骸、五官九窍、皮肉筋骨等联系成一个有机的整体。《灵枢·经别》云：“夫十二经脉者，人之所以生，病之所以成，人之所以治，病之所以起，学之所始，工之所止也。”由此可知，经络不仅能够反映人体正常生理功能和病理状态变化，人们还可以通过经络诊断各种疾病，从而指导临床实践。

三、瑶医经络系统的组成

瑶医经络系统的组成，多是参照中医经络的组成。人体的经络系统由经脉、络脉及其连属部分组成。经脉是经络系统的主干，包括正经、经别和奇经。

表 1　瑶医与中医十二经脉名称分类对照表

阴经	阳经	循行部位（阴经行内侧、阳经行外侧）	
泵砰经（手太阴肺经）	董港经（手阳明大肠经）	上肢	前缘
勋标经（手厥阴心包经）	防纠经（手少阳三焦经）		中线
勋经（手少阴心经）	港端经（手太阳小肠经）	上肢	后缘
榜经（足太阴脾经）	扑经（足阳明胃经）	下肢	前缘
篮经（足厥阴肝经）	党经（足少阳胆经）		中线
如嘴经（足少阴肾经）	越飘经（足太阳膀胱经）		后缘

注意：1. 在小腿下半部和足背部，篮经在前缘，榜经在中线。

2. 在内踝尖上 8 寸处交叉后，榜经在前缘，篮经在中线。

四、瑶医对穴位的独特认识

瑶医除学习借鉴中医的经络学说外，还学习中医的穴位理论，在临床实践中总结出独特的取穴方法，如中医的穴位，瑶医称为“穴区”。在取穴的范围上，瑶医比较广泛，往往不在一个点上，多为一个片区。如瑶医在定位合谷穴的时候，采用中医的虎口取穴法，但是所定位置不是具体到一点，而是较点稍大的区。再如手脚掌、耳朵、颈项、指、面、额、背、胸、腹、腿等区域，在瑶医学中均属于穴区，属于治疗取穴的区域。故瑶医养生常有揉搓脚掌、拍手、拉搓耳朵、摸颈、捶背、揉腹等做法。在具体的取穴方法上，瑶医也有独特之处。如治疗颈部瘰疬时，瑶医取穴的方法是用 1 根长约 1 米的麻线，由尺泽穴量到中指指尖的中冲穴处[①]，另加四个同身寸长，然后截断。以这条线的长度再由背下的尾骶骨沿脊向上量，在尽头处即是穴位，亦是中穴，向左右横开 1 寸 8 分，即是左穴、右穴。

① 瑶医取穴时遵循男左女右原则。此处麻线所量的尺泽穴和中冲穴，为男子的左手穴位，女子的右手穴位。

第三节　瑶医的生理观

一、鼻关总窍论的生理基础

瑶医非常重视鼻子的生理功能，鼻为人的五官之一，位居面部正中，专司呼吸和嗅觉之功能，与肺、脑的关系最为密切，即鼻与肺、脑等器官相通。鼻是人有机整体中的重要组织器官，在人的生命活动过程中始终起着重要的作用。

鼻关总窍，顾名思义，鼻是人最重要的孔窍，是各个孔窍的总领。瑶医学认为，鼻为气体出入之要道，胎儿刚从母体中娩出时，就依靠鼻的呼吸而真正开始属于自己的生命活动。此时，目可以不睁或没有视觉，耳可以不听或没有听觉，这些对刚出生的胎儿都不会有致命的威胁，但唯独不能没有呼吸。又如，人体在睡眠和休息状态下，眼睛可以闭目休息，耳朵可以静音避噪，口舌可以闭而不言，唯有鼻因为具有特殊的生理功能而昼夜不能停止其功能活动，无时无刻不与外界保持着气体交换。正是由于如此特殊的生理功能，从病理角度而言，鼻是外邪入侵的必由之路，天地之间的一些致病因素可通过鼻窍进入人的身体而导致疾病。

二、盈亏平衡论的生理基础

瑶医认为，盈亏平衡代表身体健康，盈亏失和则易生疾病。瑶医中的平衡有两个境界，即人平、气平。人平、气平则无病，任何一方的多与少都可以造成疾病，多为太过，少为不及。因此，人的形体系统与神气系统之间，既对立又统一，从而维持相对的盈亏平衡和正常的生理活动。当这种动态的盈亏平衡因外界或内部某些原因遭到破坏，而又不能完全自行调节并得以恢复时，人就会发生疾病。瑶医审病求治就是根据机体不平衡之所在，采用各种药物或非药物的治疗方法，调整和促使机体与周围环境、机体各脏腑之间的盈亏达到平衡，从而使病体恢复正常。

三、气一万化论的生理基础

气一万化论是瑶医病理的理论之一。众所周知，在东方传统文化中，占主导地位的自然观是元气论。受其影响，瑶族先民认为自然界的一切物质都是气的变形，是气运动、变化的结果。万物的生成、变化、强盛、衰落都取决于气的运动。在医学领域，瑶族医者基于元气论提出气一万化论，在谈论许多问题时都离不开气的概念，可以说气一万化论是瑶医学的重要理论之一。瑶医认为，气是人生存的最根本的基础，是生命活动之主、之本、之母，人活的就是一口气，即生命之气，失去了这口气，生命就会终止。人体的组成物质都是由气化生的，人体各个器官的功能活动都是由气派生的。气的聚合产生了各种生命活动，包括人的感觉、思维、情志等精神心理现象。气的运动产生了各种生命物质基础，如脏器、皮毛、肌肉、筋骨、爪牙等。

瑶医将气的产生归为上、中、下三部。上部包括头、心、肺，人体气血由此生成，所生之气为清气。中部包括胃、肠、肝，不断为气血补充营养，为气血之源，所生之气为精气。下部为肾、膀胱，为气血之根，所生之气为元气。气的功能正常与否主要是依赖上、中、下三部相互协调、贯通，以维持人的脏器、四肢、九窍、肌肉、筋骨的正常生理活动。所以人时时刻刻都离不开气的作用。人的机能活动是气推动和激发的结果。人不断从自然界中摄取清气，呼出浊气，从水谷等饮食物中汲取谷气，以维持生命活动的需要。邪气泛指一切致病因素，正气则代表着人的抗病能力。疾病发生、发展的过程，就是邪气与正气争斗的过程。因此，瑶医学对人的生理、病理的许多认识都是建立在气一万化论基础之上的。

瑶医认为，气为脏腑身形活动的总的物质基础，是人生命活动的最基本物质，并认为气具有能动性，即处于自发的永恒运动状态之中。气的恒动产生了各种各样的变化，即变生出各种物质。在生理状态下，气运行到不同的部位，与不同部位的物质相结合化生为血气、津气等。从物质角度讲，瑶医对人生命物质的认识，一方面认为人身体存在着各种各样的物质，如气、血、津液等；另一方面又把一切物质归为“一气”，即归结于气的概念。对于各器官功能的认识，瑶医也认为不同器官的功能均为气灌注于不同的器官所形成，如气灌注于心则为心气，灌注于肝则为肝气，灌注于脾则为脾气，灌注于脑则为脑气。可见，瑶医把气作为生命物质与功能的总体，使其具有整体观念。人的生命现象虽然很多，但不同的生理现象却总可以归结为“一气”的变化与化生。

四、三元和谐论的生理基础

三元和谐论是从人与外在环境的关系来讲疾病的病理。三元，即天、人、地。这里的“天”与“地”概括了人以外的整个自然界，而人是天与地的产物，人不可能脱离环境而生存，人的生命活动必然与外部自然环境有密切的关系。人类生活在大自然中，自然环境是人类赖以生存的重要条件，因此，若自然环境发生变化，人必然会有所反映。如果自然环境的变化超越了正常生理调节所能耐受的范围，人与自然的对立统一关系就会受到破坏而患上某些病症。也就是说，天与地这个大的自然环境与人的活动是休戚相关的。

在人类长期发展的过程中，人们通过生活体验首先感觉到的是日月运行与人的生命活动协调一致的规律性现象，由此认为人与日月运行是相应的。太阳的运行形成了寒热气候变化，月亮运行则有盈亏更替，与此相应，人体筋脉气血的运行也有盛衰的变化。例如，太阳的运动造成了四时气候的变迁，直接影响着人的生命活动。春暖、夏热、秋凉、冬寒，既影响着人的生理功能，又与疾病的发生和发展有着密切的联系。春夏气候温暖，皮肤松弛，血管舒张，易出汗，小便少；秋冬气候寒凉，皮肤致密，血管收缩，出汗少，小便多。如果气候变化过于急剧，超过了机体生理调节机能的限度，则可引起疾病。如秋冬季节气候寒凉，使人易患感冒；夏季天气过于炎热，则易使人受热中暑。瑶医还认为，一年四季的更替、月亮的圆缺、昼夜的变化等现象对机体的盈亏平衡都有一定影响，所以在治病投方的药物剂型及服药时间上进行相应地调整，常能收到显著的效果。

五、百体相寓论的生理基础

在古代，人们只能运用自身的感知能力，有目的地观察事物变化不定的外在表象，又通过归纳综合，以认识事物的固有属性。瑶医医道对生理的认识受到当时社会历史和科学技术条件的限制，只能从整体上宏观地进行描述。百体相寓论在自然哲学的指导下，采用取象比类、相应推理的方法来说明生理理论。取象是通过感觉器官来获得外界物体的一些特性，从而概括出完整而生动的特定形象，并把从特定事物中形成的认识具体化，从而了解特定事物的表象与内涵特性、内部结构的关系，实体与表象的关系，事物本身与外界各事物联系、制约的关系等。而取象比类、相应推理，则是从复杂的事物中按照它们的相似性质，加以对比分类，得出系统的认识，从而发现其规律。

对于人体生理方面的认识，瑶族先民是通过自身的感官，即眼、耳、口、鼻、身等器官的功能来实现的。他们通过眼看、耳听、鼻嗅、口问、身试，从视、听、嗅、摸等方面获得人体生理状态下的一些特性，并经过归纳、整合，使外观之象与实体的变化内外相联系，然后将所取得的结果与实践相结合，验证其真伪，总结其规律。如瑶医目诊中的白睛诊，即是通过观察白睛上血丝的形态、色泽及其所在的不同部位，并与其所患疾病相结合，总结出独具特色的白睛诊法用于指导临床实践。

六、诸病入脉论的生理基础

脉，指经脉，瑶医所认识的经脉与中医的经络有相似之处。瑶医认为，经脉可运行气和其他的生命物质，并能发挥沟通人体内外、联系各个器官的功能活动。人体内外无处不有经脉，故瑶医有“百脉”之说。经脉是人体的特有结构和组成部分之一，是人体运行气血的通道，是沟通人体内外、上下的一个独特系统，内属于脏腑，外络于肢节，无处不到，遍布全身。

七、心肾生死论的生理基础

瑶医以“心肾生死”为藏道之理论纲纪。肾主生，心主死。此“心肾”不是指实体的脏器，而是生命活动方式的归类。生命活动的发生与控制方式归属于肾：上至一切生命过程的发生与控制，下到实体组织细胞的发生与控制，乃至生命信息能量的发生与控制。生命活动的主导与驱动方式归属于心：上至一切生命过程的主导与驱动，下到实体组织细胞的主导与驱动，乃至生命信息能量的主导与驱动。所以，肾伤则不能发生与控制，心伤则不能主导与驱动。发生则生长发育，不生则衰老患病。主导则协调有序，失主则病重死亡。把握心肾生死，就把握了五藏变化之枢机。

瑶医认为，心位于胸中膈上两肺之间，是机体的重要器官之一，主宰全身。心具有主持生理机能及调节心理活动的双重作用。人的生命活动十分复杂，除维持机体生存而必须进行的基本生命活动以外，还有更高级的精神意识、思维活动。这些活动有规律、协调地进行，便产生了各种各样的生命现象。因此，瑶医认为心是人体生命活动的主宰。人体各部之间的机能活动是复杂的，这些复杂的机能活动之所以能够相互协调，正是由于心的调节。人是一个有机统一的整体，不但身体各部分之间保持着密切的相互协调关系，而且与外界环境也有着紧密的联系。心在调节这些关系上起着重要的主导作用。若心受损，则调节机能失常，机体的整体性遭到破坏，于是便发生相应的病理变化，甚至死亡。此外，人生活在天地之间、社会之中，并不是简单、孤立、不受外界环境影响的。相反，机体在生命进程中，不断地与自然环境和社会环境相互作用，只有保持着内外环境的相对平衡协调，才能维持其统一的整体不被破坏。而调节内外环境统一的作用，就是由心来实现的。

肾位于腰部，主生长。人由出生、发育到成长，再由成长到衰老的过程，都由肾气的强弱来决定。肾气的逐渐旺盛，促进了全身的发育成长，及至成熟的顶峰。肾气的逐渐衰微，引起了全身向衰老的转化。

八、病同症异论

瑶医中的“病”是一大类疾病的统称，是以病释症，以症统疾，以症统症。不同于中医和西医的病、症，瑶医认识疾病是先将疾病分成科，在科的下面分成若干病，在病的基础上分疾，在疾的基础上再分症。因此，瑶医对病的认识就有广义和狭义之分。广义的病是一大类相关疾病的总和，这里的病具有病因的相关性、病理的相通性、病性的相同性和症候的多变性。不变的是核心病机，多变的是临床症状，因此在治疗上，瑶医始终遵循“治求专方”的治疗原则。在病的不同阶段，根据所出现的不同症候，采取“捉母擒子”“兼多应杂”等方法治疗。狭义的病是指在特定的情况下，某一个具体的疾、症，如痛病中的关节痛、头痛、风湿痛等病，血病中的高血压、吐血、便血等病，这些就是具体的疾、症。

第四章

瑶医病道基础

扫码收听

第一节　对疾病的认识

瑶族医学在发展的过程中，具有鲜明的民族特征，结合疾病的理论研究及实践，逐步形成了一套独具特色的民族诊疗理论体系，其中以“病同症异”与“症同疾异”为瑶医病道理论纲纪。瑶族医学在疾病的定位上，从病、症、疾三个层次进行概述。瑶医以病释症，以症统疾，将同一类型的疾病统称为“病”，病下分症，症下分疾。在瑶医理论体系中，病是一类疾病的总称，在复杂的疾病发病过程中，即使病因病机类似，但也会出现不同的症，症下的各种疾有具体的症状与体征，症具共性，疾具个性。故在临床辨析过程中，瑶医是先定病，再定症，最后定疾。在医疗实践中准确地把握病因、病机、预后、治则、治法与方药。

一、疾病分类概述

依据病因、病理或症状，先分科，如内科、外科、妇科、儿科等；然后分病，如痧病、瘴病、中蛊、中毒、汗病等；再分症、疾，如自汗、盗汗、黄汗、红汗、缩汗、肝风痛、蛇风肚痛、头风痛、蝴蝶痧、翻筋①痧、绞肠痧等。据目前的调查资料显示，流传于瑶族地区的能区别于其他民族医学的瑶医疾病的名称有800多种，虽然各地瑶医对病的命名存在着差异，但风、痧、毒、虚贯穿着瑶医临床各科。因此，整理、规范瑶医疾病的名称，使之具有科学性和实用性，用以指导瑶医临床实践，具有重大意义。

二、疾病名称简介

肺痨病，常见症状为咳嗽、胸痛、咳血、发热、气急，或咳嗽痰血，而后发热、疲倦、乏力、骨②瘦如柴、面色苍白、食欲不振等；严重时，剧烈咳嗽、喘憋呕血、大量胸水③。瑶医将此病称为“肺石病”，与现代的肺癌、肺结核相似。

肠毒下血病，开始时，大便习惯改变，如腹泻、大便不畅、腹泻便秘交替等，大便变细而扁，大便中带有黏液、血液，或便血；日久，形体消瘦、面色淡白，便时伴有腹痛、里急后重、肛门坠痛等；严重时，大便不通，有脓肿包块，指诊能触到硬节，疼痛便血。瑶医将此病称之为“肛石病”，类似于现代的结肠癌和直肠癌。

鼠疮，包块逐渐蔓延到颌下、颈④部两侧、腋下、腹股沟等处，一般无疼痛，中等硬度，而后融合成大块包，侵犯则破溃；久治不愈者，会出现不规则发热、盗汗、食欲减退、面色无华、神疲乏力等；严重时，红肿包块坚如磐石、推之不移。瑶医将此病称之为“石瘰疬”，类似于现代的淋巴组织的恶性肿瘤之类。

奶花疮病，初起，乳房肿块，质地坚硬，边界清晰，推之滑动，此时如未能及时治疗，病情发展，包块扩大，边界不清，推之不移，坚如磐石，而后侵及皮肤⑤，乳房外形改变，皮肤变粗、增厚，乳头内缩，或乳头血性渗液，癌性湿疹等；后期，皮肤溃破形成翻花状，故名“奶花疮病”。此病初起无疼痛，久病疼痛较剧，

① 翻筋：瑶语音译为“姜”。

② 骨：瑶语音译为“碰”。

③ 胸水：瑶语音译为“嗡”。

④ 颈：瑶语音译为“刚”。

⑤ 皮肤：瑶语音译为“抖”。

腋下及锁骨上下淋巴结转移肿大等。瑶医将此病称之为“乳石病”，和现代的乳腺癌相似。

皮肤菜花疮，患者初期皮肤边缘较硬，呈暗红色，中间有时见痂皮，根部粘连，剥离后出血，出现小的淡红色或黄色小结节，顶端脱落后破溃，形成溃疡，坚硬易出血，带有臭味的分泌物，状如菜花样，故名“菜花疮”，其症状与现代的皮肤鳞状细胞癌相类似。

大脖子病，即颈部包块，大如囊性肿块，十多年不消，后期向周围蔓延，声音嘶哑，包块局部溃烂，流血水不止，疼痛食少，形体消瘦，瑶医将此病称为“颈石翻花病”。鼻[①]疔病，鼻塞、鼻腔出血，颈侧淋巴结肿大，肿块不红不痛、质硬、固定、肿块渐增大，伴有头痛等。大脖子病和鼻疔病，颇似现代的甲状腺肿瘤、鼻咽癌晚期伴淋巴结转移的临床症状。

黄标病，肝部剧痛，形体消瘦，腹状如鼓，青筋暴露，全身皮肤发黄，腹水，便秘等，严重时肝部肿块坚硬。瑶医将此病称之为“肝石病”，类似现代的肝癌。

肚堡病，开始病人只觉上腹痛或饱胀，继之逐渐有胃脘痛，饮食不消化，朝食暮吐，暮食朝吐；后期上腹部出现包块，推之不移，坚如磐石，身体消瘦，甚则呕血，大便黑色、燥结，疲乏无力，疼痛难忍等。瑶医将此病称之为“胃石病”，类似于现代的胃癌。

三、各科分类及命名依据

瑶医在对疾病的分类上，根据疾病发生的部位、形象、症状、缓急等情况，以科分病，以病分症，以症统疾。将所有疾病归纳为八大类、六十病、二百三十三疾：内科十五病，六十六疾；外科六病，六十三疾；妇科五病，十五疾；儿科五病，十五疾；五官科十病，十五疾；瘟疫科六病，十七疾；肿瘤科七病，二十八疾；风湿病科六病，十四疾。病名按疾病发生部位、色泽等生动描述而定名。例如，感冒欲呕，舌根部静脉膨起，称为“蚂蟥痧”；外科的疔、痈等，生于指头者称为“蛇头疔”，生于指中段者称为“鱼肚痧”，生于背部溃烂坏死者称为“背花”“望月疳”；小儿惊风，两手抽搐者称为“鸡爪风”，两足弯曲蜷缩者称为“蛇卷风”，口吐白沫者称为“猪婆风”。

① 鼻：瑶语音译为“扑装”。

第二节　病因

病因，即致病因素，又称为“病原”“病邪”“邪气”，是指破坏人体盈亏平衡状态而导致疾病发生的原因。瑶医认为，致病因素是多种多样的，疾病的发生与气候不和、水土不服、饮食失调、劳逸过度、房事过频、禀赋不足、虫兽伤害以及外伤等因素有关，这些因素在一定条件下都可能导致疾病的发生。

一、特殊病因

（一）痧

1. 概述

导致痧病的邪气称为“痧”或“痧气”。痧是瑶族地区一类常见病因，痧病一年四季都可以发生，但以夏、秋季节多见。该病症状轻重不一，病情复杂，一般以全身酸累、头昏脑[①]涨、胸腹烦闷、恶心、倦怠无力、胸背部透发痧点为特征。重者甚则昏迷，四肢厥冷，或吐或泻，或寒或热，或胀或痛，或唇[②]甲青紫。

瑶医认为，痧气包括两种：一种是传染性的痧气，指疫气、秽浊之邪。人感受传染性痧气后，常出现身体酸累疼痛，胸闷腹痛，或呕吐腹泻等，严重者还会有神识不清等临床表现。另一种是非传染性的痧气，主要指暑湿之气。

2. 痧气的性质和致病特点

（1）痧气闷重，易阻滞气机。多数痧病患者感染痧气以后，临床表现都有全身酸累、四肢困倦、乏力、胸闷腹胀、精神不振等特征。有些患者腹痛剧烈，腹部可见气滞引起的包块。

（2）皮肤出现痧点。人感染痧气之后，大多可在前胸、后背，甚至四肢皮肤出现痧点，以手指[③]触摸皮肤稍有阻滞，似触沙粒状为特征。严重者可以全身出现散在斑点或斑片，颜色多为暗红或鲜红。

（3）易阻清窍而神昏。痧毒如果滞留于清窍，气机不利，轻者头昏胀痛，重者昏迷不醒。

（4）病情复杂多变。痧病轻重不一，兼症繁多。

痧病是一种时邪外感病，相当于现代医学的急性食物中毒、胃肠型感冒、中毒性菌痢等，有一定的传染性，故又称“痧疫”“痧秽”“痧痢”“痧胀”等。此病有一个传变的过程，即由表入里、由轻至重的过程。根据病情的轻重深浅，治法各异。临床上，感触秽浊不正之气则可致腹痛、吐泻，表现为先发吐泻后见腹痛。若见心慌胸闷、痧涎胶结，即痧气与痰涎交结，则为伤暑伏热发痧者多；若见遍身肿胀、闷痛难忍、四肢不举、舌[④]强不言者，则为寒气郁为火毒痧者多。

（二）瘴

1. 概述

瘴气是瑶族地区另一种常见病因。导致瘴病的邪气称为“瘴气”或“瘴毒”，亦特指南方山林之间湿热郁蒸而产生的导致瘴疟的毒气。瘴病是指因感受瘴气而

---

① 脑：瑶语音译为“扑港犯”。

② 唇：瑶语音译为“随妹”。

③ 手指：瑶语音译为“扑肚”。

④ 舌：瑶语音译为“别”。

引发的各种疾病，类似于现在的疟疾或某些传染病。

瑶医对瘴气的认识与中医相似，将瘴气列为一种毒气来认识，并指出瘴气是形成于山溪源岭之间的一种具有传染性的湿毒之气。瘴气的发生与自然环境、气候特点密切相关。瑶族地区气候炎热、多雨潮湿、植被繁多，是瘴气形成的主要原因。

2. 瘴气的性质和致病特点

（1）地区性和季节性强

瘴气致病具有鲜明的地区性和季节性的特点。瘴气多为岭南时疫的病源。唐代刘恂在《岭表录异》中写道："岭表山川，盘郁结聚，不易疏泄，故多岚雾作瘴。"人体易产生阳盛阴凝，蕴湿化热，挟痧带瘴，故常易感染瘴毒邪气。瘴病一年四季皆可发生，但夏、秋季节，湿热交蒸，易产生恶气，蕴结瘴邪最盛，故瘴病尤以夏、秋常见。

（2）只能外感，不能内生

瑶族山区气候炎热多雨，各种植物的落叶、败草，以及动物尸体容易腐烂而产生各种瘴气。瘴毒邪气从口鼻入侵人体，导致盈盛亏衰，气机不畅，天、地、人三元不能和谐，从而引起瘴病的发生。另外，瘴毒也可以通过蚊虫叮咬等途径侵入人体而发病。

（3）可感而即发，也可伏邪后发

瘴毒邪气侵入人体后，可即时出现外感时邪的病症，主要临床表现为头痛、体痛、胸腹痞闷、腹胀痛、寒热往来、食欲不振，重则突然昏扑、失语、脱发等；也有不立即发病，而潜伏于内，经过一段时间后，或在一定的诱因，如气候变化等，作用下才逾时发病。正气不足者，感受瘴气，邪气乘虚潜伏，遇到一定的诱因后发病。发病之时，以间歇性寒战发冷、高热、出汗为特征。

（三）毒

1. 概述

毒为瑶医中常见病因和多发病因之一。毒的含义包括致病因素之毒、病的名称之毒两种。其中，致病因素之毒又有有形之毒和无形之毒之分。有形之毒包括有毒药物、有毒植物、有毒食物、虫兽之毒、鱼虾之毒等，无形之毒包括时令之毒、雾露之毒、风毒、寒毒、热毒、湿毒、痧气毒、瘴气毒、蛊毒等。病的名称之毒包括痧毒、瘴毒、蛊毒、痒毒、无名肿毒等。

瑶族地区地处多毒的环境，毒药、毒虫、毒蛇、瘴毒很多，特别是在古代，中毒的现象很常见。瑶医对毒的认识也很独到，认为万物皆可变化为毒，毒可以有形，也可以无形，但一经致病则变化多且凶险难治。因此，瑶族人民常说："百病百因，百因毒为首。"

2. 毒邪的性质和致病特点

（1）毒性暴戾，发病急骤，病情凶险

毒性暴戾，发病急骤，或触之即发，病势发展迅速凶险，出现中毒症状。以全身性症候为主，病情严重，变化多端，容易导致死亡。如温热毒邪，其致病性强，正气稍弱者触之即病，体质强壮者感之亦常难于幸免。

（2）多与他邪兼夹致病

瑶医认为，毒邪为诸般致病因素中最为常见者之一，且多与其他致病因素兼夹而致病，形成了具有毒的特性的各种疾病，如与瘴气相杂形成瘴毒，与痧气相杂则成为痧毒。"万病从痧起，痧由毒盛生"、排毒治病、以毒攻毒等有关毒及毒病的学说蕴藏于瑶医药病因学、病理学、诊断学、药物学及治疗学等理论中。

（四）蛊

1. 概述

蛊，是一种古代法律和医书中记载的最使人迷惑的"毒物"。宋代周去非的《岭外代答》记载："广西蛊毒有二种，有急杀人者，有慢杀人者。急者顷刻死，慢者半年死。"清代谢云修的《义宁县志》与杨家珍的《天河县乡土志》均有灵香草能辟蛊的记载。

"蛊"字与医学有关的含义主要有三种：

（1）与"鼓""臌"相通，即指鼓胀、积聚一类难治的腹部胀大的病症。

（2）一切可以使人中毒而不被人知道的毒物。

（3）以蛊虫制作的毒药。

2. 蛊的致病特点

（1）蛊毒的发病与七情密切相关

在古代，蛊可通过影响人的心理而导致生理失常。因此，七情中恐惧心理是蛊毒致病最重要的因素之一。

（2）可感邪即发，也可伏而后发

蛊，作为一种毒物，进入人体后，既可以立即发病，也可以潜伏一段时间再发病。如明代邝露《赤雅》中记载："归或数日，或经年，心腹绞痛而死。"

（3）表现复杂，病情轻重悬殊

蛊，作为致病因素之一，侵入人体可使其病症复杂，病情轻重悬殊。轻者可以不药而愈，重者可导致死亡。毒素侵入人体，如不及时抢救治疗，往往短时间内即可死亡。

（五）虚

瑶医认为，虚是一种由人的内部演变而产生的状态，而不是存在于人体之外的病因，除了人，外界不存在虚这种病因。虚本身也可能同时是一个结果，因为有导致虚的外在原始原因。可是虚一旦在人内部形成，又会导致许多继发性疾病，所以瑶医有"虚可致百病"的说法。虚是人体内部的一种状态，是在其他原因作用下产生的结果。这种结果一旦形成，多以病因的形式导致其他疾病的发生，所以治虚对瑶医来说是很重要的问题。在疾病分析上，在追溯不到虚的原始病因时，虚本身就是个直接病因。所以，人们在对虚进行病因分析时，不再是探求它的最原始原因，而是把它作为一个现实的病因。因此，瑶医认为，虚的形成不必去追问它的原始病因，治疗时可直接指向虚本身。

（六）痨

瑶医认为，痨乃劳也，过度劳累引发身体盈亏失衡而致病，包括劳力过度、劳神过度和房劳过度。常见的痨病包括肺痨、肾痨、心痨、血痨等。

一是劳力伤五脏而致亏，主要指体力劳动负担过重，时间过长，得不到休息以恢复体力，导致身体盈亏失衡而致病，表现多为乏力、神疲、消瘦等症。

二是劳人伤神、缠绵难愈，用神太过，耗伤心血，可出现失眠、多梦、心悸、纳呆、腹胀等症。

三是房劳损精、虚火妄动，多见于房劳、房事过度频繁损伤肾精，可见腰膝酸软、精神萎靡等症。

（七）疠

1. 概述

疠气，指一类具有强烈致病性和传染性的外感病邪。瑶医将由疠气侵入人体所引起的发病急骤，传变较快，具有不同程度的传染性、流行性的一类急性热病称为“瘟疫”。

疠气可以通过空气传染，经口鼻侵入致病；也可经饮食、蚊虫叮咬、虫兽咬伤、皮肤接触等途径传染而发病，包括了现代临床许多传染病和烈性传染病。瘟疫致病一般病情险恶，四季皆可见。

2. 疠气的致病特点

（1）发病急，病情重

与普通六淫邪气相比，疠气多属热毒之邪，故又称为“瘟疫”，邪毒之气较甚，常挟毒雾、瘴气等秽浊之气，故其致病作用更强，病情更加险恶。来势凶猛，变化多端，病情险恶。因而发病过程中常出现发热、扰神、动血、生风、剧烈吐泻等危重症状。

（2）有强烈的传染性和流行性

疠气具有强烈的传染性和流行性，可通过空气、食物等多种途径在人群中传播。一人得病，全家相互传染，不论男女老幼，不论年龄大小，凡触之者，多可发病。疠气发病，既可大面积流行，也可散在发生。

（3）各种疠气致病症状相似

疠气侵袭人体，对机体作用部位具有一定选择性，而且发为何病也具有一定的特异性。从而在不同部位产生相应的病症。疠气种类不同，所致之病各异。但每一种疠气所致之瘟疫，均有各自的临床特点和传变规律，所谓“一气致一病”。某种疠气可专门侵犯某脏腑、经络或某一部位而发病，所以有“众人之病相同”的说法，其临床表现颇为相似。这些均说明瘟疫为病的严重性和危害性。

影响疠气产生的因素有多种，主要有气候因素、环境因素、预防措施和社会因素等。瑶医治疗瘟疫的过程中，多考虑实际情况，因时、因地、因人来制定治疗方案，治疗多以清热解毒为本旨。

二、一般病因

（一）六邪

风、寒、暑、湿、燥、火是自然界六种不同的气候变化，称为“六气”。瑶医理论认为，人类生活在自然界，自然界存在着人类赖以生存的必要条件。在正常情况下，人体能适应自然界中交互更替的气候变化，一般不会生病。但在自然界气候或环境变化时，如果人体不能适应气候及环境的改变，无法保持盈亏平衡的状态，则会引起疾病的发生，此时六气就成为病因，称为“六邪”，又称“六淫”。

（二）七情内伤

七情，是指喜、怒、忧、思、悲、恐、惊七种正常的情志活动，是人体对外界环境刺激的不同反应。在正常情况下，一般不会导致或诱发疾病，只有突然、强烈或持久的情志刺激，超过了人体的生理和心理承受能力，使人体气机紊乱，内脏精气受损，导致功能失调，或人体正气虚弱，意志脆弱，对情志刺激的耐受和调节能力减弱，导致相关疾病的发生，称为“七情内伤”。

（三）饮食失宜

饮食是人体摄取营养，维持生命活动不可缺少的物质，是人类赖以生存和保持健康的基本条件。瑶族有“人食五谷生百病”之说，这里的“五谷”则是泛指食物。人食五谷能使人体得到营养而变得健壮。如果人不能从饮食这一途径不断补充五谷，就容易产生许多疾病。但饮食要有一定的节制，注意饮食数量、质量、品种、就餐时间等，才能维持功能正常代谢。

饮食不节，即饥饱失常、饮食不洁、饮食偏嗜，都会使人生病。节，指有规律、有度之意。良好的饮食行为，应以适度为宜。如过饥过饱，或饥饱无常，或饮食无时，均可影响健康，导致疾病发生。

（四）劳累过度

劳动与休息的合理安排，也是保证人体健康的必要条件。合理的体力劳动可以使人们筋骨[1]强壮，气血流通，健康长寿；必要的休息可以消除疲劳，使机体恢复正常状态。超出人体所能承受限度的劳作，易使脏腑、筋骨受损，可见形体疲惫、全身筋骨疼痛、筋肉松弛、少气乏力、食欲不振、夜寐不安等“伤力病”的临床表现。

（五）房事不节

房事不节，指性生活过于频繁，或妇女早孕多育等，耗伤肾精而致病。由于肾藏精，为封藏之本，肾精不宜过度耗泄。

瑶医还有月痨、色痨等病。月痨，指妇女产后恶露未尽而行房事，导致身体久不康复、面黄肌瘦、食欲不振。色痨，指男子色欲过度，而导致不思饮食、骨干肉瘦。再如房事时，若遇到女方正来月经，瑶医叫“碰红”，易形成花痨，染上这种病较难治疗。以上都是房事不节，造成人体正气损伤的一系列病理变化。

（六）虫兽伤害

虫兽伤害，主要指猛兽、毒蛇、疯狗、蝎、蜂、蚂蚁等虫兽咬伤、蜇伤。瑶族人民大多生活劳作在深山峻岭、茂密丛林之中，常会受到各种虫兽的意外伤害，如猛兽侵袭、毒蛇咬伤、蚊虫叮咬、蝎蜂蜇刺所导致的伤害极为常见。其中猛兽所伤，轻者局部皮肉破损、出血、肿痛；重者可损伤内脏，或出血过多而致死亡。疯狗咬伤，除局部皮肉损伤、出血、肿痛外，经过一段时间潜伏后，可发为狂犬病，出现极度恐水、引发特有的精神失常等临床表现，病死率极高。蜂、蝎蜇伤或蜈蚣、毒蛇咬伤，会致局部肿痛，甚者还可出现头晕、心悸、恶心呕吐、昏迷等全身中毒症状。特别是毒蛇咬伤，常可迅速导致死亡。

（七）外伤

日常的生活、劳作或自然灾害，如强力负重、跌扑闪挫、暴力打击、金刃所伤、烧伤烫伤等均可造成局部和全身的伤害而发生多种病症。外伤致病，多有明确的外伤史。损害常因具体的病因性质而异。一般来说，轻者可为皮肉损伤，血行不畅，出现疼痛、出血、瘀斑、血肿等；重则损伤筋骨、内脏，表现为关节脱臼、骨折、大出血、虚脱、中毒，甚至危及生命。常见的外伤类型，根据其损伤

① 筋骨：瑶语音译为“姜碰”。

性质可分为外力损伤、烧烫伤、冻伤等。

（八）先天因素

先天因素多指从父母之处所秉承的精气不足而导致疾病的发生。先天不足的人身体素质差，易患疾病。他们大多由于受孕妊娠之时，父母身体虚弱、疾病缠身、饮食不调、情志所伤、劳累过度等，导致精血不充而失养。不同体质的人易患不同的疾病，所以瑶医中流传有“百人生百病”之说。瑶医一向重视禀赋的重要性，瑶医认为，人的生命源于父母，具有父母的遗传特征，由于先天禀赋不同，人的身体体质亦有所差异。父母个体的体质类型也可遗传给子女，形成某些特殊的体质，决定子女对某些病变的易感性特点，即易于患相同或相似的疾病。先天禀赋优良的人，身体素质好，不易得病；反之，先天禀赋不足的人，身体素质差，易患疾病。先天禀赋不足还包括各类遗传性疾病，多因父母之精本有异常。此外，近亲婚配，怀孕时遭受重大的精神刺激，以及分娩时的意外等，也可成为先天性病因，使胎儿出生后表现出多种异常。

（九）社会因素

人是社会最基本的元素之一，每一个人都生活在特定的社会中，人类的社会性是人区别于其他生物的根本特征之一，正常人不能脱离社会而存在。人能影响社会，社会也能影响人。社会的政治与经济、生活的物质与精神营造人的生存环境，诸如婚姻、家庭、职业、教育、兴趣、爱好等，特别是一个人的世界观、人生观、价值观都会对一个人的身心健康产生积极或消极的影响。就疾病的发生而论，除以上讨论的自然环境因素外，必然还与社会因素有关。社会因素是指社会的各项构成要素，包括一系列与人类生活密切相关的因素，诸如政治、经济、文化以及人口等因素。社会环境会对人的身体和心理产生影响：当经济条件差时，营养不良会导致身体消瘦、抵抗力下降；当心理素质较差时，易造成心理障碍，甚至精神抑郁。社会因素在近代医学中逐渐被人们重视，瑶医在很早的医疗实践中就认识到了社会因素对人体的影响。瑶族过去有群婚、杂居的生活习俗，因此造成了性病的流行，也为一些遗传病的产生埋下了病根。在认识到造成疾病的社会根源后，瑶族人民改变了不良的生活方式。

第三节　病机

病机，是指疾病发生、发展与变化的机理。疾病过程极其复杂，牵涉局部和全身的各个层次，不同的疾病有着各自的病理变化。尽管如此，在各种疾病的病理变化中还是存在着共同的、一般性的规律，掌握这些规律可以进一步深刻理解疾病的本质，有助于更有效地指导临床的辨症和治疗。因此，学习病机既要掌握瑶医学对于疾病机理的特殊认识，又要掌握决定疾病发生、发展的一般规律；既要看到病变的一般规律，又要注意到不同疾病发展变化的特殊情况，要从整体联系和运动变化的观点认识疾病的发展。

一、盈亏失衡

盈亏失衡，是指由于各种致病因素侵犯人体导致盈亏失去平衡而出现的盈不盛而亏不衰、盈不盛而亏衰、盈过盛而亏不衰、盈过盛而亏衰等一系列的病理变化。同时，盈亏失衡又是脏腑、三元、经脉[①]等相互关系失调及气机升降出入运动失常的概括。瑶医的盈亏失衡理论是瑶医的核心病机，是一切病机理论的高度概括。把握了盈亏失衡，就把握了根本病机。

瑶医认为人体的脏腑与外部环境之间是对立统一的关系，这对于维持人体的正常生理功能和相对盈亏平衡有重要意义。以阴阳[②]平衡为基础的盈亏平衡理论是瑶医学的核心内容之一。如果由外界因素或人体自身调节功能失常导致人体动态的盈亏失衡，就会引起疾病的发生。因此，瑶医以盈亏平衡为病机的理论纲纪。在疾病过程中，盈亏的病理状态不是固定不变的，而是在其不断斗争的过程中，发生力量对比的消长盛衰变化。

（一）盈亏病机

瑶医的盈与亏是指两种不同、对立、相反的病理状态，是人体对病因反映的一种病理说明。盈者，满也，莫不有也，为“实而有余，库中富余”之意。亏者，空也，莫不缺也，为“虚而不足，仓底少粮”之境。盈和亏是相比较而言的一对病机概念。盈亏疾病的形成是在一定的致病因素作用于人体，引起机体的不同反应的情况下产生的。

1. 盈

盈是对人体邪浊内盛的各种病理变化性质的概括。邪浊盈盛，是以邪浊强盛为矛盾主要方面的一种病理状态。“盈则满，满则溢，溢则病”是指疾病发生后，虽然邪浊强盛，而正气未衰，能积极与邪抗争，表现为过于激烈的机体反应，即所谓“有余者为盈症”。

只要患者的症状和体征反映出病体有邪浊，就可辨症为邪浊盈盛。引起邪浊盈盛的病因病机主要有两个方面：一是痧、瘴、蛊、毒、六邪（风、寒、暑、湿、燥、火）、疫疠以及虫等外来邪浊侵犯人体引起疾病的初期和中期，邪浊盈盛而正气未虚，邪正斗争剧烈，形成盈症；二是脏腑的功能失调，以致痰阻、饮停、水滞、食积、虫积、郁气、血滞、脓等病理产物形成并停留于体内而为病，均可

① 脉：瑶语音译为“灭”。

② 阴阳：瑶语音译为“淫阳”。

形成盈症。

因此，凡以痧、瘴、蛊、毒、六邪、痰饮、水滞、食积、虫积、脓以及正气失常之气郁和血滞导致的病理改变，一般都属盈症的范畴。由于邪浊盈盛而正气未衰，正气奋起抗击，故病势较为亢奋、急迫，常以寒热显著、疼痛剧烈、呕泻咳喘明显、二便不通、脉实等症为突出表现。

感受邪浊性质的差异，致病病理产物的不同，以及邪浊侵袭、停积部位的差别，导致各种邪浊为患有着不同的症状和体征，各种盈症病理变化性质的表现也极不一致，很难用几个症状和体征全面概括。邪浊盈盛，故病势较急。一般新起的疾病、病情激剧的疾病、病势急的疾病，体壮之人得病，症状和体征上具有有余、结实、亢盛、密闭等特点，多为盈症。

2. 亏

亏是对人体正气虚弱的各种病理变化性质的概括。“亏则虚，虚则损，损则病”是指疾病发生后，机体表现为不反应或反应微弱、强度不大。亏是以正气虚损为主要矛盾的病理状态。表现为人体生理机能减退，抗病能力低下，因而正气不足与邪气抗争，难以出现较剧烈的病理反应，在临床上多出现一系列虚弱不足或衰退的症候表现。

正气虚弱的形成，可以由先天禀赋不足所导致，但主要是由后天失调和疾病耗损所产生。如饮食失调，血的生化之源不足；思虑太过、悲哀卒恐、过度劳倦等，耗伤气血；房事不节，耗损肾精元气；久病失治、误治，损伤正气；大吐、大泻、大汗、出血、失精等致气、血、津液耗损等，均可形成亏症。

人体正气主要包括气、血、津液等，故气虚、血虚[①]、津液亏虚等，都属于亏症的范畴。根据正气虚损的程度不同，临床又有不足、亏虚、虚弱、虚衰、亡脱之类的描述。因亏而发生的临床表现，可见神疲体倦、面色无华、气短、自汗、盗汗，或五心烦热，或畏寒肢冷，脉虚无力等。多见于素体虚弱，精气不充；或外感病的后期，以及各种慢性病症日久，耗伤人体的精血津液，正气化生无源；或因暴病吐利、大汗、亡血等使正气随津液而脱失，以致正气虚弱，或盈亏偏衰。

各种亏症病理变化的表现极不一致，很难用几个症状和体征全面概括，各脏

① 血虚：瑶语音译为“酱嗨”。

腑虚损的表现也各不相同。由于正气虚衰而邪浊不明显，机体脏腑功能不足，故病势较为缓慢。一般缓起的疾病、久病、病势缓慢的疾病，体弱之人得病，症状和体征上具有不足、松弛、衰退、开泄等特点，多为亏症。只要患者的症状和体征反映出病体内正气不足，就可辨症为正气虚弱，即所谓“不足者为亏症”。

3. 盈亏变化

疾病是一个复杂的过程，在疾病过程中，随着邪浊与正气双方力量的消长盛衰，盈与亏还可以出现多种复杂的病理变化，常见的有盈亏错杂、盈亏转化、盈亏真假等。

（1）盈亏错杂

盈亏错杂是指疾病某一时期盈症与亏症并见所形成的复杂状况。邪浊与正气相互斗争，除会出现盈症或亏症外，还可能产生既有邪浊盈盛又有正气虚弱的盈亏错杂的病变。其可表现为盈症中夹有亏症，或亏症中夹有盈症，以及盈亏并重。

①盈中夹亏：在病变过程中，常由于邪浊盈盛，损伤正气，或原来正虚，复感邪浊而形成。其特点是以邪浊为主，正虚为次。例如，热邪盈盛损伤津液，表现为既有高热、大汗、面红、舌红苔黄、脉滑数等热邪盈盛的症状和体征，又有口渴饮冷、舌苔干燥等津液受损的征象。

②亏中夹盈：在病变过程中，常由于邪浊盈盛，迁延日久，正气大伤，余邪未尽，或正气大虚，复感邪浊而形成。其特点是以正虚为主，邪浊为次。例如，脾胃气虚，复伤于饮食，表现为既有纳少便溏、神疲肢倦、舌淡脉细等脾胃虚而失运的症状和体征，又有脘腹胀闷、大便秽臭、舌苔厚腻、脉滑等食积停滞的征象。

③盈亏并重：在病变过程中，常由于邪浊盈盛，迁延日久，正气大伤，邪浊未减，或正气极虚，复感邪浊较重而形成。其特点是正虚与邪浊均十分明显，病情比较重。例如，食积日久损伤脾胃之气的小儿疳积病，表现为既有腹部膨大、烦躁不安、厌食、苔厚浊、脉滑等食积的症状和体征，又有大便稀溏、完谷不化、形体瘦削、脉细等脾胃之气虚损的征象。

（2）盈亏转化

盈亏转化是指在疾病的发展过程中出现了病机性质由盈转亏或由亏转盈的病理变化。由盈转亏为疾病转变的一般规律，临床较为常见；而亏转盈则临床少见，常常是因正虚致邪浊，形成盈亏错杂的状况。

①由盈转亏：由盈转亏是指先有盈症，后出现亏症，而盈症随之消失。多因邪浊久留，或失治、误治，损伤人体正气而转为正虚。例如，病人起初表现为腹痛、里急后重、便下脓血、身热、舌红苔黄腻、脉滑数等湿热邪浊蕴结肠道的盈症之象，而后因失治、误治，日久不愈，出现腹部隐痛、便溏黏冻、排便不爽、神疲乏力、少气懒言、畏寒肢冷、面白舌淡、脉弱等正虚之象，邪浊消失，即盈症转亏症。

②由亏转盈：由亏转盈是指先有正虚，后出现邪浊，而亏症随之消失。但这种所谓的亏症转盈症在临床上极为少见。更多见的应该是因正虚致邪浊，即由于正气不足，内脏功能减退，导致痰饮、水湿、郁气、滞血等病理产物停积于体内，导致因亏致盈。正虚致邪浊不能理解为亏症转化为盈症，虽然出现了盈症，但内在的正虚并没有消失，因此，其实质是由亏症转化为虚邪盈亏夹杂，或本为正虚、标为邪浊。如津亏便秘、气虚血滞等都属于因正虚而致邪浊，虽然此时可能邪浊较正虚更突出，但根据治病求本的原则，治疗往往仍以扶助正气为主，或急则治标，或标本兼顾。

（3）盈亏真假

盈亏真假是指邪浊或正虚的病理变化发展到复杂或严重的阶段，出现某些与病理本质相反的“假象”症状和体征。所谓“至虚有盛候”“大实有羸状”，就是指疾病的亏与盈的真假。所谓“真”，是指与疾病内在本质相符合的症状和体征。而所谓“假”，是指按常规理解与疾病内在本质不相符合的症状和体征。通过仔细分析可知，其仍然是疾病内在本质的外在反映。

①真盈假亏：真盈假亏是指疾病的本质为盈症却出现某些按常规理解与邪浊盈盛的内在本质不相符合而类似正气虚弱的症状和体征的复杂状况。

真盈假亏产生的机理，常由热邪结于胃肠、痰邪壅滞、痰热内闭、湿热内蕴、滞血停蓄等邪浊之气大积大聚，以致气血不通，而出现一些类似正气虚弱的临床表现，如神情疲惫、倦怠懒言、大便溏泻、脉沉细等。但仔细观察，虽神疲懒言，但语声高亢，呼吸气粗；虽倦怠乏力，却稍动觉舒；虽便下稀水，却得泻反快；脉虽沉细，但按之有力。因疾病本质属盈症，所以这些亏症的表象是伴随在一派邪浊盈盛之象中出现，且与常规亏症现象有不同之处。

②真亏假盈：真亏假盈是指疾病的本质为亏症却出现某些按常规理解与正气

虚弱的内在本质不相符合而类似邪浊盈盛的症状和体征的复杂状况。

真亏假盈产生的机理，多因内脏虚衰，气血不足，运化无力，气机不畅而致。故虽然出现一些类似邪浊盈盛的表现，如腹满胀痛、呼吸喘促、大便秘结、脉弦等。病人虽腹部胀满，却时有缓解，按之柔软而痛减；虽喘促，却气短息微；虽大便秘结，却腹部不硬满；脉虽弦，却重按无力。因疾病本质属亏症，这些盈症的现象通常是在一派正气虚弱之象中伴随出现，并与常规盈症现象有不同之处。

（二）盈亏四症

瑶医认为，症是疾病发展过程中出现的不同阶段，根据盈亏平衡，可以分为四个症型，称为“盈亏四症”，又称“四态”“四型”。临床具体应用时，先确定大病，病是一类疾病的总称，然后判别身体的盈亏状态，症下可分多种疾，疾才是具体的症状与体征。

1. 盈不盛而亏不衰

指邪毒不盛，为盈不显，正气不虚，为亏不著。可见于机体没有器质性病变指标，仅表现为免疫力下降、生理功能低下、适应能力不同程度减退；或者在疾病发展的过程中，邪气不亢盛，机体正气不甚虚弱，则邪正双方势均力敌，相持不下，病势处于迁延状态的一种病理过程。此时，由于正气不能完全驱邪外出，因而邪气可以稽留于一定的部位，病邪既不能消散，亦不能深入传变，故又称之为“邪留”或“邪结”。一般说来，邪气留结之处，即是邪正相搏，病理表现明显之所。疾病因邪留部位的不同而有不同的临床表现。

2. 盈不盛而亏衰

指疾病发展的过程中，正气祛除邪浊，邪浊退却而正气大伤的病理变化；或由于患者素来体虚，正气无力驱尽病邪或邪气深伏伤正，正气大虚，余邪未尽，致使疾病处于缠绵难愈的病理过程。盈不盛而亏衰之症，一般多见于疾病后期，且是多种疾病由急性转为慢性，或慢性病久治不愈，或遗留某些后遗症的主要原因之一。

3. 盈过盛而亏不衰

指邪气的致病力强盛，而正气抗病力未衰，能积极与邪抗争，故正邪相搏，斗争剧烈，反应明显，临床上出现一系列病理性反映比较剧烈的、有余的症候，并表现出相应的典型症状。邪浊侵入人体，机体的平衡状态受到破坏，会导致机体进入过盈状态。盈过盛而亏不衰时，主要表现为致病邪气的毒力和机体的抗病能力都比较强盛，脏腑机能亢进，或是邪浊虽盛而机体正气未衰，尚能积极与邪气抗争，故正邪相搏，斗争剧烈，反应明显，在临床上可出现一系列病理性反应比较剧烈的、有余的症候表现。过盈病理状态，常见于外感病症的初期和中期，或慢性病之痰毒壅盛、食积不化、水湿泛滥、瘀血内阻等病症。

4. 盈过盛而亏衰

指在疾病发展过程中，由于邪浊亢盛，正气虚弱，机体抗邪无力，病情恶化、危重，甚至向死亡方面转归的一种病理变化。这是由于失于治疗，或治疗不当，导致邪毒盈盛，损伤机体正气，正气虚弱，或机体抗御病邪的能力日趋低下，不能制止邪气的侵害，邪气进一步发展，机体受到的病理性损害日趋严重，则病情因而趋向恶化。若正气衰竭，邪气独盛，脏腑经脉及气的生理功能衰败，阴阳离决，则机体的生命活动亦告终止。

盈亏失衡的病机，是以盈亏的属性，盈和亏之间所存在的相互消长、转化等关系论，来阐释、分析、综合机体病变的机理。因此，盈亏失衡的病机，并不是固定不变的，而是随着病情的进退和邪正盛衰等情况的改变而变化，在盈亏的偏盛和偏衰之间，都存在着内在的密切联系。

值得说明的是，瑶医所说的“盈亏平衡”指的不是人体内化学成分定量的平衡，它不仅指人体结构与功能的平衡，还包括生命过程中各种运动方式与变化态势的平和权衡，生命空间与生命场、生命信息与能量的平和权衡，以及人体与自然、社会的平和权衡。无太过，无不及。太过则亢盛，不及则衰减。“盈则满，满则溢，溢则病；亏则虚，虚则损，损则病。”瑶族医药理论的盈和亏在多数情况下不涉及外来致病因素的盛实，更多强调的是机体是一个统一的整体。机体自身各脏腑之间的盈亏应该平衡，机体与周围环境应该相互平衡，机体的状态应该稳定，而且这种稳定是机体健康状态下的稳定，体现了瑶医学的天、地、人三元整体观。把握了根本病机，就把握了根本治则。

在审症的基础上，瑶医治疗的原则是风亏打盈，即“盈则消之，亏则补之”。对于盈症的治疗用打药为主，治疗亏症则以风药为主。有时视病情需要则用风打两类药合理配伍，使药力功专力宏。总之，瑶医病道的盈亏四态论是瑶医临床用药的总指导，风亏打盈是瑶医治疗疾病的用药参考，“盈则消之，亏则补之”是瑶医临床治疗的配伍原则。总而言之，瑶医临床用药需在盈亏平衡理论的指导下，熟练掌握风亏打盈理论，精确运用“盈则消之，亏则补之”的配伍原则，使机体与周围环境及机体脏腑之间达到盈亏平衡状态，这样就能祛除疾病，病体痊愈。

二、鼻关失守

（一）鼻关总窍

瑶医认为，在人体内外沟通方面，鼻是人体有机整体中的重要组织器官，在人体的生命活动过程中始终起着不可或缺的重要作用。瑶医素有鼻关总窍的观念，即鼻是人体最重要的孔窍，是各个孔窍的总领。人体有九窍，唯有鼻窍昼夜开放，因而各种致病因素便可以随时通过鼻窍进入体内。所以瑶医非常重视鼻的生理功能。

鼻位居面部正中，为呼吸道的起始部分，能净化吸入的空气并调节其温度和湿度。鼻与肺、脑的关系最为密切，与肺、脑等器官间接相通。

瑶医认为，先长鼻，后长胎心，因而把鼻称为“鼻祖”。鼻为气出入之要道，胎儿刚从母体中娩出时，就依靠鼻的呼吸而真正开始属于自己的生命活动。此时，目[①]可以不睁，耳[②]可以不听，甚至手脚不动也无大碍。因为这些生理功能的一时迟现，并不会对刚出生的胎儿有致命的威胁，但唯独不能没有通过鼻窍而进行的呼吸运动。人体在睡眠和休息状态下，眼睛可以闭合休息，耳朵可以静音避噪，口舌可以闭而不言，唯有鼻因为具有特殊的生理功能和作用而昼夜不能停止功能活动，时时刻刻都与外界保持着气体交换，因此说“鼻关总窍”。

（二）病从鼻入

正是由于鼻窍有如此特殊的生理功能，从病理角度而言，鼻是外邪入侵的必由之路，天地之间的一些致病因素可通过鼻窍进入人的身体从而导致疾病。因此，瑶医更重视病从鼻入。

---

① 目：瑶语音译为“美精”。

② 耳：瑶语音译为“扑南”。

通常所说的“病从口入”，只是说明了藏身于食物中的有毒因素，通过进食混在食物中进入人体，危害其健康。其实，从疾病传入的方式来看，病从鼻入更为多见，但常被人们忽视。

瑶医认为，人一出生就要呼吸，呼吸停止生命就会终结。无论什么时候，什么样的环境，呼吸都在持续地进行着，呼吸是人生存的第一要务。鼻是呼吸的第一关口并且是最重要的器官。鼻腔是人体过滤气体的屏障，鼻除了有嗅觉功能，还有过滤净化空气、消毒和杀菌等特殊功能和作用。鼻若患病，就容易渐渐失去其嗅觉，过滤、消毒和杀菌等功能也会减弱。鼻一旦失去这些功能，就很容易把那些有毒有害的气体吸到人的身体中。这些有毒有害的东西一旦被吸入人体，或停于肺，造成肺脏的病变，如肺痨、矽肺等；或经肺再传输深入，经过血脉或经络运送到全身各处脏腑器官；或停于特定器官而发病，即在某个一时薄弱的器官停驻，有毒有害物质逐渐积聚，导致内脏的恶性病变。

瑶医认为，癌症的发生与鼻功能的健全与否有密切相关，如鼻咽[①]癌、肺癌、脑癌、肝癌、食道癌、乳腺癌、血癌、骨癌等疾病的成因，鼻炎是其罪魁祸首。故针对癌症的治疗，瑶医提倡要先治鼻。这也说明了鼻窍在防病治病中的重要性。

瑶医总结出多种鼻疗方法，这些方法还可治疗全身其他多种疾病。鼻饲用药与口服、皮下给药的原理是一样的，因此，实际意义非常重大。比如患有食道癌、胃癌、肠癌的患者，因肿瘤增大而堵塞食道、肠道时，不能口服药物治疗，可用熏鼻疗法、皮肤外涂药膏等瑶医方法治疗，通过透皮吸收来解决药物的吸收问题。根据鼻关总窍论，在临床实践中发展了鼻吸、鼻嗅、塞鼻、取嚏、烟熏等诸多治疗方法，临床应用范围很广，可以治疗鼻炎、头痛、鼻渊、鼻衄、鼻息肉、上呼吸道感染、心脏病、呃逆、腹泻、哮喘及眼结膜炎等多种疾病。

三、气失万化

（一）气一万化

中国古代哲学中“气是运动不息的细微物质”的概念，气的升降聚散运动推动和调控宇宙万物发生、发展和变化的思想，对中医学中“气是运行不息的精微

① 鼻咽，瑶语音译为“扑装刚”。

物质”，这一概念的形成，对气的升降出入运动推动和调控着人体生命活动等理论的构建，都具有重要的意义。中医认为，气是人体内活力很强且运行不息的极精微物质，是构成人体和维持人体生命活动的基本物质之一。人体内的正气，多称为“元气”。受东方传统文化有关气理论的影响，瑶族先民认为自然界的一切物质都是气的变形，是气运动、变化的结果。万物的生成、变化、强盛、衰落都取决于气的运动。

瑶医认为，气有两方面含义：一是有形之气，包括构成人体和维持人体生命活动的精微物质，即气是比精微小，运动能力较强的物质。如水谷[①]之气，呼吸之气等，由于其来源和分布部位不同，故有着不同的名称，如元气、宗气、营气、卫气等；另外还包括脏腑组织的机能活动，如五脏之气、六腑之气、经络之气等。精微之气正是通过脏腑组织的功能活动而表现其存在的。精和气同是人体生命活动的物质基础，彼此能相互化生，即“精能化气，气能生精”。二是无形之气，如思想、精神、七情六欲等。

在医学领域，瑶医针对人体的生理病理提出气一万化理论，在谈论许多问题时都离不开气的概念，可以说气一万化理论是瑶医学的重要理论之一。瑶医的气一万化理论是对气的内涵进一步的深化和阐释。瑶医认为“一”为生存之道，“气”为生化之源，万化源于“一气”。气一万化理论，是瑶医感悟生命过程以及其与社会、自然相互关系的根本途径。因此，“气”是运动方式，“一”是生命过程，“万”是各种各样的生命运动方式，“化”是通过各种变化得出各种各样的运动方式。瑶医气一万化理论全面概括了生命过程、生命运动方式和各种运动方式的相互关系。

瑶医认为，气既是人体的重要组成部分，又是激发和调控人体生命活动的动力源泉，还是感受和传递各种生命信息的载体。气运行不息，推动和调控着人体内的新陈代谢，维系着人体的生命进程。气为人之根本，气血生成于上部，充实于中部，根于下部，三部之气和调则无病，一旦运行紊乱则病。总之，气是生命物质与功能的总体。人体生命现象虽然很多，但不同的生理现象却总可以归结为“一气”的变化和化生。这也是气一万化理论的主要内涵。

瑶医医道认为，要使形体系统和神气系统保持盈亏平衡，必须先要使两个

---

① 水谷：瑶语音译为“温美”。

系统内部达到盈亏平和。形体系统的病因主要有自然界的气候变化、六淫邪气、生活习惯、外伤等。瑶医调节形体系统的治疗方法有解毒祛邪、启关透窍、穿经走脉、泻热逐瘀、添火逼寒、祛风散邪、补气益元、导滞开结、涩滑固脱等。神气系统的病因则主要是社会心理因素、情志变化因素等，其病理可直接导致精神系统异常，并可导致人体的肉体生理疾病，其治疗方法有瑶医心理暗示疗法、除蛊法等。在这两个系统的治疗上，瑶医不仅体现了身、心、病、医患同心、中西瑶合璧、食疗为辅的六位一体的治疗体系，还体现了在治疗方法上融入三元和谐论、盈亏平衡论及气一万化论。现代医学提倡的生物—心理—社会医学模式，其缺乏的是瑶医气一万化理论中气的概念，这两个生理系统的盈亏平衡，其实质就是这个气的盈亏平衡，相当于现代科学的能量守恒，即意识、物质结构与能量之间的平衡，以能量的平衡为基础的。形神合一、天人合一其实就是气的和谐平衡、同频共振。

（二）气的失常

瑶医理论认为，气在机体内可分为上、中、下三部。上部包括头、心、肺，人体气血由此而生。中部包括胃、肠、肝，不断为气血补充营养，为气血之源。下部为肾、膀胱，为气血之根。人体各项机能正常运转，主要是上、中、下三部之气互相协调、融会贯通而实现的，由此才能维持人体脏器、四肢[①]、九窍[②]、肌肉筋骨[③]的正常生理活动。在病理状态下，人的三部之气、经脉之气与外来的天地之气（风气、湿气、寒气、暑气）相互杂合，可导致气的功能失常，或虚或阻，或运行紊乱，导致身体内某一脏器或某一部位的机能活动减弱或出现障碍、功能失常，最终导致百病丛生。气郁于脑易患脑病，气阻于胸易患胸闷、气喘等病，气闭于心易患心病，气停于胸肺则易患肺病，气滞于肝则易患肝病，气壅于肠则易患肠病，气停于肌肉[④]关节则易患关节病。

气的失常，主要包括两个方面：一是气的生化不足或耗散太过，形成气虚的病理状态；二是气的运动失常，出现气滞、气逆、气陷、气闭或气脱等气机失调

---

① 四肢：瑶语音译为“臂灵”。

② 九窍：瑶语音译为“路窍”。

③ 筋骨：瑶语音译为“阿筋松”。

④ 肌肉：瑶语音译为“恶”。

的病理变化。

1. 气虚

气虚指一身之气不足及其功能低下的病理状态，由先天禀赋不足，或后天失养，或肺脾肾的功能失调而致气的生成不足，也可因劳倦内伤，久病不复等，使气过多消耗而致。

气虚的共同症状特点是劳累后加重，休息后减轻。气虚的常见临床表现为精神萎靡、倦怠乏力、自汗、眩晕、容易感冒、面色㿠白、舌淡、脉虚等。偏于元气虚者，可见生长发育迟缓，生殖功能低下等症；偏于宗气虚者，可见动辄心悸、呼吸气短等症。营卫气虚、脏腑气虚、经络气虚的病机，则各有特点，临床表现亦各有不同。

2. 气机失调

是指气的升降出入失常而引起的气滞、气逆、气陷、气闭、气脱等病理变化。

（1）气滞

气滞，是指气流通不畅、郁滞不通的病理状态。气滞，主要由于情志抑郁，或痰、湿、食积、郁热、瘀血等的阻滞，影响到气的流通；或因脏腑功能失调，如肝气失于疏泄、大肠[①]失于传导等，皆可形成局部或全身的气机不畅或郁滞，从而导致某些脏腑、经络的功能障碍。气滞一般属于邪实为患，但亦有因气虚推动无力而滞者。

（2）气逆

气逆，指气升之太过，或降之不及，以脏腑之气逆上为特征的一种病理状态。气逆，多由情志所伤，或饮食不当，或外邪侵犯，或痰浊壅阻所致。气逆于上，以实为主，亦有因虚而气机上逆者。

（3）气陷

气陷，指气的上升不足或下降太过，以气虚升举无力而下陷为特征的一种病理状态。气陷多由气虚病变发展而来，尤与脾气的关系最为密切。若素体虚弱，或病久耗伤，致脾气虚损，清阳不升，或中气下陷，从而形成气虚下陷的

① 大肠：瑶语音译为“董港”。

病变。

（4）气闭

气闭，即气机闭阻，外出严重障碍，以致清窍闭塞，出现昏厥的一种病理状态。多由情志刺激，或外邪、痰浊等闭塞气机，使气机不得外出而闭塞清窍所致。

（5）气脱

气脱，指气不内守，大量向外亡失，导致功能突然衰竭的一种病理状态。多由于正不敌邪，或慢性疾病，正气长期消耗而衰竭，以致气不内守而外脱；或因大出血、大汗等气随血脱或气随津泄而致气脱，从而出现功能突然衰竭的病理状态。

对于诸般气病，瑶医主张通过调节盈亏平和的状态，使三部功能协调运作，使气的运行畅通无阻。因此，瑶医一般采用运气、调气、破气、降气等方法治疗气病。

四、三元失谐

（一）三元理论

三元即天、地、人。三元理论是古代天人合一的自然哲学观，是古代人民总结出来的辩证法和唯物论。天、地、人三气，古人称为“三才”或“三元”。“天”指天道，主要指一年四季天气变化的情况；“地”指地道，主要指因地理不同而产生环境变化的情况；“人”指人道，主要指人类社会方面的情况，包括人的社会活动及衣食住行。人类生活在大自然中，自然环境是人类赖以生存的重要条件。因此，若自然条件发生变化，人必然会有所反映。如果自然条件的变化超越了正常生理调节所能耐受的范围，人与自然的对立统一关系就会受到破坏而发生某些病症。

广义的三元论，强调人要适应自然界（天、地）的变化，适当改变自己的行为，顺应四季，以及适应各地区不同的自然环境，建立起相对科学的起居生活习惯，保养身心，延年益寿。

此外，还有一个关于人体内部的、狭义的三元体系。传统瑶医认为，人体也是一个小天地，是一个小宇宙，也存在一个三元系统。将人体上部（颈部以上）

划为天部，中部（胸腔）划为人部，下部（腹部及其以下）划为地部。三部之间的元气和谐与否，和人体的生理变化、病理转归，都有密切的互动关联。

人体内天、地、人三部之气是息息相通、同步运行和制约化生的。机体内部的天、地、人三元之气，平时是同步运行，制约化生，生生不息。大体上，地气主升，天气不降，人气主和。升降适宜，中和涵养，达到气血调和，五脏安康，阴阳平衡，从而实现三元和谐。

（二）三元与疾病的关系

三元和谐理论是从人与外环境的关系来讲疾病的病理。瑶医把天、地、人看作三元统一体，三者不协调是疾病发生的原因。这也是瑶医所推崇的三元和谐论。这里的“天”与“地”概括了人以外的整个自然界，而人是天与地的产物，人不可能脱离环境而生存，人的生命活动必然与外部自然环境有密切的关系。除时令气候以外，地域环境也在一定程度上影响着人的生命活动。由于瑶族人民生活地域的特殊气候、地理条件，某些病原生物易于滋生繁殖，以致引起诸如蛊病、瘴疟等疾病。隋代《诸病源候论》中有“此病生于岭南，带山瘴之气，其状发寒热，休作有时，皆由山溪源岭瘴湿毒气故也”的记载，这是对瘴疟发病与地域关系的明确认识。

瑶医认为，人生于天地之间，天地的各种因素对人的生命、健康、疾病的发生都有影响，这从原则上来讲是客观存在的。在人类长期发展的过程中，人们通过生活体验首先感觉到的是日月运行与人的生命活动协调一致的规律性现象。由此认为人与日月运行是相应的。

天的变化运行，会对机体的生理和病理产生巨大影响。太阳的运行形成了寒热气候变化，月亮运行则有盈亏更替，与此相应，人体筋脉气血的运行也有盛衰的变化。例如，太阳的运动造成了四时气候的变迁，直接影响着人的生命活动。春暖、夏热、秋凉、冬寒，既影响着人的生理功能，又与疾病的发生和发展有着密切的联系。春夏气候温暖，皮肤松弛，血管舒张，易出汗，小便少；秋冬气候寒凉，皮肤致密，血管收缩，出汗少，小便多。如果气候变化过于急剧，超过了机体生理调节机能的限度，则可引起疾病。如秋冬季节气候寒凉，使人易患感冒；夏季天气过于炎热，则易使人受热中暑。同时瑶医还认为，一年四季的轮换，每月月亮圆缺的变化，昼夜的交替等对机体的盈亏平衡有一定影响，所以在治病投方的药物剂型及服药时间上，瑶医常根据季节、月亮的圆缺及昼夜等的变化来进行调整，能收到显著的效果。

“地”的变化运行对人体健康影响也较大。北方寒冷，人易感受寒毒而发病。其患病，以风湿性关节炎、慢性支气管炎、冻伤等为多见。南方多湿多热，毒气弥散于空中，历来都是痧病、瘴病、蛊病、毒病、虫病的高发区。

人处于天地之间，天地因素变化对人有重要影响，只有三元和谐，气候变化不可太过或不及，地理环境不可过分恶劣，这样人才能健康地生存；如果三元失谐，天地之间的气候、环境变化超出了人的适应能力，人就会生病，诸如气候变化、地理特点、时间推移，以及与人们生活更为直接的空气、水、食物、劳动条件及周围环境等对人的影响超过了人的正常调节范围，使人无法适应，就可导致疾病的发生。一切病因病理在这里均可得到最终的说明，它是一个根本的病理反映，甚至可以说是终极的病理原则。

五、百体相寓

瑶医医道对疾病的认识，受到当时社会历史和科学技术条件的限制，只能从宏观上进行描述。经过长时间的观察、分析，瑶医医道认为，人的整体与局部之间存在着互相包容的联系，一方面整体统帅局部，人是一个高度统一的有机整体，任何局部都是整体的有机组成部分，人体某一局部的病变，都是整体生理功能失调的反映；另一方面，局部也反映整体，整体功能状态可在不同程度上表现于每一局部，使局部能体现整体，甚至体现其他的局部。百体相寓论是指在自然哲学的指导下，采用取象比类、相应推理的方法，说明生理、病理、诊断、治疗及防病保健等各方面的理论。百体，即所有的生命实体。相寓，即相互包含、相互联系、相互作用。体，只是生命结构的实体部分，部分可展示整体，并反映其他部分。其展示范围可包括生命活动方式、变化态势、空间开阖、场际出入，以及信息传递、能量转换、物质演变等，而不仅局限于实体器官结构与功能。所谓“全息论”，只是其中的一部分，信息也只是象的一部分。整体与部分相互包容、相互联系。通过局部之象，可以诊察整体或其他局部的生命活动方式、变化态势的失和情况，以及结构与功能的异常情况。因此，可以通过局部诊疗的方式进行调治。例如，瑶医目诊、甲诊、手诊、头面诊、舌诊、脉诊、体相诊、脐诊、手摸诊、试诊等，实现了百体相寓理论在诊察中的应用。

换而言之，人体的每一部分都包含其他部分，同时又被包含在其他部分中，各个部分之间相互渗透。局部中包含整体，整体由局部组成，人体每一个相对独立的部位都是整体的缩影，含有整体的信息，局部病因可以导致整体的功能紊乱，整体的功能紊乱可以导致局部的功能损害。瑶医将机体局部与整体的这种关系，精辟地归纳为“百体相寓”。百体相寓论完全符合现代科学的全息理论。人体某一部位的器官是多个部位的集中反映，按照一定的规律，在该部位上分布着身体各部位的对应点，如人的瞳孔①、鼻、耳、舌、手、足②、掌等都有整个身体的对应部位。例如，瑶医目诊是通过观察眼睛各部位形态、结构、色泽的细微变化，进而诊断全身疾病的一种方法。在这种特殊诊法中，瑶医医道认为，左眼的各种信号可反映身体左侧的疾病，右眼的各种信号可反映身体右侧的疾病，并形象地划分为多个区域与身体各部位相对应，凭此诊断全身疾病。

百体相寓论丰富了瑶医医道理论，为临床提供了更多的诊断与治疗方法，开辟了新的医学领域，促进了瑶医医道的发展。

六、诸病入脉

（一）概述

瑶医认为，经脉是人体特有的结构和组成部分之一，是人体运行气血的通道，是沟通人体内外、上下的一个独特系统，内属于脏腑，外络于肢节，无处不到，遍布全身。经脉可运行气和其他生命物质，并能发挥沟通人体内外、联系各个器官的功能。经脉纵横交贯，遍布全身，将人体内外、脏腑、肢节、官窍联结成为一个有机的整体，在人体的生命活动中，具有十分重要的生理功能。

经脉系统在生理、病理和防治疾病方面的重要性，有以下几方面的功能：

1. 沟通联系作用

人体全身内外、上下、前后、左右之间的相互联系，脏腑、形体、官窍各种功能的协调统一，主要是依赖经脉的沟通联系作用来实现。经脉在人体内所发挥

---

① 瞳孔：瑶语音译为“美精崖”。

② 足：瑶语音译为“早”。

的沟通联系作用是多方位、多层次的，是空间立体网络结构。

2. 运输渗灌作用

经脉的运输渗灌作用，能使气血内溉脏腑，外濡腠理，而脏腑腠理在气血的不断循环灌注濡养下，生理功能得以正常发挥，则机体强健，自能抵御外邪的侵袭。

3. 感应传导作用

感应传导，是指经脉系统具有感应及传导针灸或其他刺激等各种信息的作用。经络有传导信息的作用，是人体各组成部分之间的信息传导网。当肌表受到某种刺激时，刺激就沿着经脉传于体内有关脏腑，使该脏器的功能发生变化，从而达到疏通气血和调整脏腑功能的目的。如对经穴刺激引起的感应及传导，通常称为“得气”，即局部有酸、麻、胀及沿经脉走向传导的感觉，就是经脉感应传导作用的体现。

4. 调节作用

经脉系统通过沟通联系、运输渗灌气血的作用，以及经气的感受和负载信息的作用，对各脏腑、形体、官窍的功能活动进行调节，使人体复杂的生理功能相互协调，维持阴阳动态平衡状态。经脉的调节作用可表现出“适应原样效应”，即原来亢奋的，可通过它的调节使之抑制；原来抑制的，又可通过它的调节而使之兴奋。这是一种良性的双向调节作用，在针灸、推拿等疗法中具有重要意义。

（二）诸病皆与脉有关

瑶医认为，脉是运行气和其他生命物质的载体，也是沟通人体内外、联系各个器官的桥梁。脉遍及全身，无处不有，是人体一切生理物质存在、运行之依托，亦是病邪稽留之载体。因此，患病之后，毒邪可随百脉而入侵内部脏腑，由一脏侵犯另一脏，甚至危及全身组织器官。无论何种疾病，病邪从外而入发病，还是从内而外患疾，病邪都是通过全身的经脉系统在全身播散、传变、侵犯人体各处。经脉分大小，疾病初起，病位表浅，病邪停留于大的经脉；久则病位深在，病邪逐渐深入小的经脉。例如，有些疾病在经脉的某一点上可有明显的压痛或硬结，或有色泽的变化等。换言之，诸病在体内的发生、盛衰、传变，都与经脉有一定的关联。“诸病入脉”形象地概括了这种状态。

根据诸病入脉论，瑶医通过经脉脉道的开启，将病邪排出体外，调节机体平衡，使人恢复健康。瑶医的诸多疗法，如刺血、刮痧、梳乳等，都是根据经脉的功能，针对相应穴位进行施法，通过经脉的传导或感应作用，使机体功能趋于平衡，达到病愈身健的目的。例如，刮痧法适用于中暑及风寒邪气侵入机体而引起的头晕、胸闷、恶心、吐泻、肢体痹痛等症，刺血疗法可泻热祛邪、通络止痛、祛瘀消肿、调和气血、镇静安神，梳乳疗法可治疗急性乳腺炎等乳房疾病。以上疗法操作简便易行，疗效迅速，无毒副作用。

七、心肾生死

在生与死的认识上，瑶医有“肾主生，心主死”的观念，认为肾有病则不生不育或发育不良，而心神不伤则虽病不死。此心肾不是指实体的脏器，而是生命活动方式的归类。

肾位于腰部，主生长。肾藏精，是指肾具有贮存、封藏精气的作用，是肾最主要的生理功能。精得藏于肾，发挥其生理效应而不无故流失，依赖于肾气的闭藏作用和激发作用的协调。

精，又称“精气”，是构成人体、促进人体生长发育和维持人体生命活动的最基本物质，是生命之源。就精气来源而言，有先天、后天之分：先天之精来源于父母的生殖之精，是禀受于父母的生命遗传物质，与生俱来，藏于肾中。出生之前，精是形成生命（胚胎）的重要物质，是生命构成的本原；出生之后，则是人体生长发育和生殖的物质基础。人出生后，机体通过脾胃的运化作用从饮食物中摄取营养物质，被称为“后天之精”。后天之精来源于脾胃化生的水谷精微[①]。后天之精经脾气的转输作用以输送到周围各个脏腑，则为脏腑之精。各脏腑之精化为各脏腑之气，以推动和调控该脏腑的生理功能。各脏腑之精支持各脏腑的生理功能后的剩余部分，则输送并贮藏在肾中，充养先天之精。因此，肾精是以先天之精为基础，加之部分后天之精的充养而化成。先天之精是肾精的主体成分，后天之精仅起充养作用，因而肾精所化的肾气，也主要属先天之气，即元气。人由出生、发育到成长，再由成长到衰退的过程，都由肾气的强弱来决定。肾气的逐渐旺盛，促进了全身的发育成长，及至成熟的顶峰。肾气的逐渐衰微，引起了全身向衰老的转化。

---

① 水谷精微：瑶语音译为“温美诊其”。

心是机体的重要器官之一，主宰全身，主生死。心具有主持生理机能及调节心理活动的双重作用。人体各部之间的机能活动是复杂的，这些复杂的机能活动之所以能够相互协调，正是由于心的调节。人是一个有机统一的整体，不但身体各部分之间保持着密切的相互协调关系，而且与外界环境也有着紧密的联系。心在调节这些关系上起着重要的主导作用。若心受损，则调节机能失常，机体的整体性遭到破坏，于是便发生相应的病理变化，甚至死亡。此外，人生活在天地之间、社会之中，并不是简单的、孤立的、不受外界环境影响的，相反机体在生存过程中，不断地与自然环境和社会环境相互作用，并必须保持着内外环境的相对平衡协调，才能维持其统一的整体不被破坏。而调节内外环境统一的作用，就是由心来实现的。人体各脏器的生理功能，包括神志活动，都离不开气血的充养，而气血通过脉管到达全身各处，是以心脏搏动为动力的。只有当心主血脉的功能正常，全身各脏腑、形体、官窍才能发挥其正常的生理功能。一旦心脏搏动停止，全身脏腑、形体、官窍的功能也即丧失，生命活动也随之结束。

瑶医很重视人的生和死，并十分注重抓住这两个根本问题。生由肾主，肾有病则人或生长发育不好，或不生育；死由心主，不管疾病如何严重，只要不伤到心神，人就不死。例如，瑶医认为侏儒是肾不生所致，因肾不生影响生长发育导致身体发育不全，但心不伤，所以侏儒的智商和生命活动并没受到严重影响。因此，心肾生死论是对生理和病理的二级概括。

总之，瑶医认为生命活动的发生与控制方式归属于肾，上至一切生命过程的发生与控制，下至实体组织细胞的发生与控制，乃至生命信息能量的发生与控制。而生命活动的主导与驱动方式则归属于心，上至一切生命过程的主导与驱动，下至实体组织细胞的主导与驱动，乃至生命信息能量的主导与驱动。因此，肾伤则不能发生与控制，心伤则不能主导与驱动。发生则生长发育，不生则衰老患病。主导则协调有序，失主则病重死亡。把握心肾生死，就把握了五藏变化之枢机。

八、病同疾异

在瑶医理论体系中，瑶医的症不同于中医的症、证，也不同于西医的病。西医以病统症，中医辨证论治。瑶医中的病是一大类疾病的统称，是以病释症、以症统疾。瑶医和中医对病与证之间的关系认识不太一样。中医是辨证论治，不管什么病，都要根据表现辨出不同的证候才用药；而瑶医也认识到疾病与外在表现的关系，但瑶医在治疗用药方面往往更侧重于针对什么病。瑶医认识疾病，是先将疾病分成科，在科的下面分成若干病，在病的基础上分症，在症的基础上再分疾。因此，瑶医对病的认识有广义和狭义之分。

广义的病是一大类相关疾病的总和，这里的病具有病因的相关性、病理的相通性、病性的相同性和症候的多变性。其不变的是核心病机，多变的是临床症状，因此在治疗上，瑶医始终遵循“治求专方”的治疗原则。同时瑶医还强调“谨守病机，旁及症候”，在病的不同阶段，根据所出现的不同症候，采取捉母擒子、兼多应杂等方法治疗。狭义的病，瑶医称之为“疾病”，是指在特定的情况下，某一个具体的疾病，如痛病中的关节痛、头痛、风湿痛等病，血病中的高血压、吐血、便血等病，这些就是具体的疾病。

根据这一理论，瑶医将内科病归为十五病，六十六疾，其中痧病就有数百种痧疾；外科分为十大类病，有水毒、热毒、疮毒、血毒、毒结、风毒、虫毒、外伤等，在每一类病之下又分为多种不同的疾，如热毒病中又有无名肿毒、瓜藤痛、螃蟹差等，血毒病中又分为破伤风、红丝疔、红绿疔等；妇科分为七大类病，有痧病、经乱病、胎气不固病、胎气不顺病等，每类病下又有多种不同的疾，如经乱病中有月经漏血山崩、月经痛等不同的疾；儿科归为五病，十五疾，其中风病就包含有鸡爪风[①]和猪婆风[②]等。

由此可见，在瑶医中，病是一类疾病的总称，疾才是一种具体的病。病是从病因、病性上来总结与概括的。疾则是疾病的部位和症状的具体体现，即病症。病是内隐的，症是外现的。症候是病的症候，由症决定出现与否，但有些病还需要发展到一定症的阶段，影响了组织器官功能，才会出现相应的症候。所以，病的病因、病理、病性是相对稳定的，而症候和疾的表现则是复杂多变的。

瑶医治病疗疾，不仅兼顾病因和病性在各部位表现的共性与特点，也十分重视对局部“疾”的治疗。确切地说，瑶医诊疗疾病既要考虑病因、病性的普遍规律，又要兼顾疾病在具体部位的症状和体征的特殊性。

因此，在临床上瑶医坚持审病求治。病，即包含疾病的病因、病理、病性和

① 鸡爪风：瑶医病名。中医病名为小儿惊风。

② 猪婆风：瑶医病名。中医病名为小儿癫痫。

各种症状、体征。在审病求治的过程中，要首先确认病的分类，然后再确定属于哪种病，而后主要针对病进行处方用药，既审病，又审疾。外在的症、疾是容易变化的，也容易出现假象，而内在的病则是稳定的。因此，针对病进行处方用药更有利于治本，同时结合多变的疾、症，处方加减用药，效果会更可靠一些。例如，外科的血毒类病包括破伤风与血弥疗两种不同的疾。审病求治时，总的治法是要清除血中的毒，结合具体疾的不同表现，适当加减一些有针对性的药物。但是，如果按照中医辨证论治的原则治疗破伤风和血弥疗，具体用药就会有很大的差别。而且，症候变了，用药就要相应改变，这样有时就会改变治疗的方向，不利于巩固疗效。而在审病治疗的过程中，所用的药物大体是相对固定不变的，一贯到底，这样更有利于疗效的巩固。

恶性肿瘤在瘤体很小的时候，未影响到组织器官功能，则可能完全不出现任何症状；或者不同部位的肿瘤，在一定时期内，由于影响的脏器功能相同，也可能会出现相同的症状。此时，如果仅靠辨证论治，而不考虑疾病本身的差别，就有可能会贻误治疗时机，同时也会出现舍本逐末的弊端。

瑶医认为，审病求治的思维，同样可以灵活运用到疾中。疾虽然是具体的病，但是不同的个体、不同的时间、不同的发展阶段也会表现出的不同的症候，针对不同的症候，必须先抓住该病的内在本质。如果称一大类的病为大根本的话，疾则为在大根本基础上的小根本。审病求治中的病，既包括一大类的病，也包括小的疾，在坚持一大类病（大根本）的基础上，灵活调整小疾的处方、用药，同时再针对症候进行加减用药，更有利于指导临床。因此，在临床实践中，尤其是对恶性肿瘤疾病和红斑狼疮等免疫性疾病，只要认病准确，在取得确切疗效后，方药就不宜做大的改动，这样效果会更好，这就是瑶医在治疗重大疑难疾病时的独到之处。

第四节　发病

发病，是指疾病的发生、发展的过程，即机体处于病邪的损害和正气与之斗争的过程。若环境的影响超越了人体自身的适应能力，或人体自身调节功能失常，难以适应环境的剧烈或持久的变化，必然会导致疾病的发生。如剧烈的气候变化蕴生病邪，长期持久的情志刺激等超越了人体自身的防御和适应调节能力等。因此，疾病的发生一般有两个方面的原因：一是机体出现自身的功能紊乱和代谢失调；二是外在致病因素造成机体的损害和影响。这两方面的原因在发病过程中又是互相影响的，机体自身的功能失调最容易引起外在致病因素的侵袭，而外在致病因素侵入人体之后，又导致或加重机体的功能紊乱和代谢失调。

一、发病原理

疾病与健康是相对而言。人体脏腑、经络的生理活动正常，气血阴阳协调平衡，即所谓“阴平阳秘”。当人体在某种致病因素的作用下，人体脏腑、经络等生理活动异常，气血阴阳平衡协调关系受到破坏，导致阴阳失调，出现了各种临床症状，便发生了疾病。瑶医认为，正气不足是疾病发生的内部因素，邪气外袭是发病的重要条件，邪正相搏，若邪胜正负、盈亏失衡则发病。影响发病的主要因素有情志失调、体质下降、自然环境恶化、社会环境不利等。发病途径常见于外感病邪侵入肌表、内伤病邪瘀积、其他病邪侵入等。发病类型有感邪即发、徐发、伏而后发、继发、合病与并病、复发及神气失附等多种。总之，瑶医认为盈亏平衡是关键，人平、气平、天人合一则无病，盈亏双方任何一方多与少都可以造成疾病，多为太过，少为不及。因此，人形体系统与神气系统之间，既对立又统一，从而维持相对盈亏平衡和正常的生理活动。当这种动态盈亏平衡因外界或人体内部某些原因遭到破坏而又不能完全自行调节得以恢复时，人体就会发生疾病。

二、发病类型

常见的发病类型分为七种。不同性质的疾病常可表现为相应的发病类型，同一疾病的病理过程中也可表现出两种或两种以上的发病类型。

（一）感邪即发：感邪后立即发病。

（二）伏而后发：与感邪即发相对而言。指机体感受邪气后，病邪在体内潜伏一段时间，逾时而病的发病类型。

（三）徐发：指徐缓起病，系与猝发对举而言。

（四）继发：指在原有的基础上继而发生新的疾病的发病类型。

（五）合病与并病：瑶医认为，凡两病或多病同时出现者，称为“合病”；凡一病未罢而又出现另一种者，称为“并病”。合病与并病之区别，在于发病时间上的差异，但在临症时，合病与并病很难分开，并无根本的不同，体现了疾病病理过程中实际存在着的复杂的发病类型。

（六）复发：指疾病已愈，在某些病因及诱因的作用下，导致疾病再度发作或反复发作的发病类型。疾病的复发，由复发引起的疾病叫“复病”。

第五节　病症

瑶医学中常见的基本病症有痧病、瘴病、中毒、中风、痨病和中蛊。

一、痧病

（一）痧病的概念

痧病，又名“发痧”“痧气”“痧麻”等。瑶医认为痧病是由痧气所致。痧病以全身胀累、头昏脑涨、胸腹烦闷、恶心、倦怠无力、胸背部透发痧点，甚则昏迷、四肢厥冷、或吐或泻、或寒或热、或胀或痛、或唇甲青紫为临床特征。瑶乡千百年来盛行刮痧、挑痧疗法。

（二）痧病的病因

痧病病因有内外两个方面。外因多为夏暑秽浊之气，或因为饮食不洁之物，致气机阻滞，气郁而不达，内脏运化失常，升降失调，疏泄失职。内因多为过劳疲乏所致的内伤。过劳包括了劳力过度、劳神过度以及房劳过度三个方面。

痧病一年四季均可发生，以夏秋季节为多见。本病多由体弱气虚者，感受病气、霉气、毒气、痧雾暑气等外邪，或饮食不洁内伤肠胃，导致气机阻滞、血运不畅、升降失常、盈亏失衡而发病。如按发病缓急，可分为急痧病、慢痧病、变症发痧等；按症状轻重，可分为轻痧麻和重痧麻；按兼症，可分为哑痧、绞肠痧、痧麻夹色、标蛇痧等。按性质，可分为有寒痧、热痧、暑痧、风痧、阴痧、阳痧等。内科的痧症有红头蛇痧、白头蛇痧、马鬃痧、羊毛痧、黑毛痧、红毛痧等近百种痧病。痧病不是某一种病的专称，由于病症非一，所以治疗也就各异。痧病如若治疗不当，易变生他病，故瑶族民间有"万病从痧起"之说。

随着时间的推移，痧病的外延逐渐扩大，临床上，痧病可以是一个独立的疾病，也可以是其他疾病的合并症状。总括起来有以下四种：一是热性疫病，相当于现代医学急性食物中毒、胃肠型感冒、中毒性菌痢等，有一定的传染性。二是与疹相似，指皮肤出现红点如粟，以指循皮肤，稍有阻碍的疹点类疾病，具有一定传染性的疾病。三是指麻疹，即由麻疹病毒感染引起的急性呼吸道疾病，是一种自限性疾病，具有高度传染性。四是指一般的暑热疾病，即在夏秋之间，因感受暑湿之浊气，结于胸腹与经络之间，出现全身胀累感，阵发性发麻感，或在舌下、喉[①]结旁、乳房及双肘[②]等部位静脉瘀血曲张，呼出的气味为碱性，舌质灰蓝等。一般无传染性，若治疗及时多能迅速痊愈。

（三）痧病的特点

1. 痧邪闷重，易阻滞气机。多数患者感染痧邪以后，临床表现都有全身酸累、四肢困倦乏力、胸闷腹胀、精神不振等特征。有些患者腹痛剧烈，腹部可见气机不利而阻滞引起的包块。

2. 皮肤透发痧点。人感染痧邪之后，大多在前胸、后背，甚至四肢皮肤出现痧点。严重者可以全身出现散在性斑点或斑片，颜色多为暗红，或鲜红。

3. 易阻气机而神昏。痧毒如果滞留于头，气机不利，轻者头晕胀痛，重者昏

---

① 喉：瑶语音译为"刚湖"。

② 双肘：瑶语音译为"扑绥九"。

不知人。

4. 病情复杂多变。痧病轻重不一，兼症繁多。瑶乡民间对痧症的分类十分繁杂，达上百种之多，涉及内、外、妇、儿各科。

二、瘴病

（一）瘴病的概念

瑶医的“瘴毒”是指南方山林中因湿热郁蒸使人致病的有毒气体，多指热带原始森林里动植物腐烂后生成的有毒气体。瑶医认为，所谓瘴病，是指由于感受瘴邪（山岚秽气）而突发性的疾病，如瘴疟。专指发生于岭南地区的热性传染病。瘴病不是单指某一种病症，而是许多病症的总称。

（二）瘴病的病因

瑶族人民世代居住在五岭之南，山岚雾露，盘郁结聚，不易疏泄，阳盛阴凝，蕴湿化热，夹痧带瘴，常易猝发。瘴邪一般由外感受，气候与不良环境蕴结，产生恶邪瘴毒，人受之可即时发病，亦可伏而后发，病机多变，古代文献多以“山岚瘴气”称之。瘴病一年四季均可发生，尤以夏秋为甚，病症重于一般疟疾。现代医家大多认为，瘴病是指以恶性疟疾为主的一类烈性传染病。

（三）瘴病的特点

1. 地区性和季节性强

瘴病具有鲜明的地区性和季节性的特点。瘴邪多为岭南时疫的病源，如《医学入门》说：“东南两广，山峻水恶，地湿沤热。如春秋时月，外感霜毒，寒热胸满不食，此毒从口鼻入也。”瘴邪郁结，蕴蒸气盛，毒力颇强，故常感而猝发。瘴病一年四季均可发生，但夏、秋季节，湿热交蒸，易产生邪气，蕴结瘴邪最盛，故瘴病常见于夏、秋季节。

2. 瘴为外邪

由于气候炎热多雨，各种植物的落叶、败草，以及动物尸体最容易腐烂而产生各种瘴毒。瘴毒入侵人体，导致气机不畅，脏腑功能失调而致瘴病的发生。另外，瘴病也可以通过蚊虫叮咬等传染途径而发病。

3. 伏而后发，继生它疾

瘴邪侵入人体后，可立即发病，也可潜伏于体内伏而后发，《素问·生气通天论》载“夏伤于暑，秋必亥疟”即指此类病症。脏腑正气不足，感受瘴邪，邪气乘虚潜伏，经过一段时间后，或在一定的诱因（气候诱发为主）作用下才逾时发病。其发病之时，以间歇性寒战发冷、高热、出汗为特征。宋朝周去非的《岭外代答》归纳其症状为“轻者寒热往来，正类病疟，谓之冷瘴；重者，纯热无寒；更重者，蕴热沈沈，无昼无夜，如卧炭火，谓之热瘴；最重者，一病则失音，莫知所以然，谓之瘂瘴。”并进一步指出瘴病的预后：“冷瘴未必死，热瘴久必死，瘂瘴治得其道，间亦可生。”

三、中毒

（一）中毒的概念

瑶医认为，毒的含义很广，包括所有的有形和无形的毒，还包括所有的毒性疾病。

（二）中毒的病因

1. 毒邪外袭

指邪从外来，或直接感受，或外受内化而生。外界直接感受的毒邪，如感受自然环境中之疫毒、毒物。外受内化而生的毒邪，又有六淫过甚转化成毒和外邪内侵蕴久成毒之区别，但都是在原有病邪的基础上化生而又保存了原有病邪的特点。此外，还有一些特殊的致病物质也属外受毒邪的范畴，如水毒、瘴气毒、毒草、毒树、毒矿、虫兽毒、漆毒等。

2. 内生毒邪

指由于机体阴阳失调，脏腑功能失常，会在人体内生成病理产物，加之气血运行不畅，导致体内的病理产物无法及时排出，蕴积于体内。情志内伤、饮食不节及劳逸失度都可以成为内毒产生的诱因。内毒常生于内伤杂病的基础上，既是原有疾病的病理产物，又是新的致病因素，既能加重原有病情，又能产生新的病症。内生毒邪包括五志过极化火成热毒或火毒，痰浊郁久而成痰毒，瘀血蕴蓄日久而成瘀毒，湿浊蕴积而成湿毒等。

（三）中毒的特点

中毒，由于毒邪的来源、产生条件、兼夹诸邪以及毒力大小、损害部位不同，而各有不同的临床表现与规律。但中毒也有其相同的表现及规律，主要有以下几个方面：一是毒性暴戾，二是毒性火热、秽浊，三是毒邪多夹痰夹瘀，四是易扰神闭窍，五是顽固难愈。

四、中风

（一）中风的概念

中风病指以抽搐昏迷为主症的一类病。瑶医认为，风邪是外感病极为重要的致病因素，风为百病之长，风邪不仅常兼他邪合而伤人，同时风邪致病为最多。瑶医认为十病九因风，瑶族民间也有七十二种风病之说。风可分为血风、气风。其中，血风属盈症，气风属亏症。风又可分为内风和外风。内风多由体内盈亏失和，盈盛而生风，导致肝风内动，出现抽搐、脑卒中的半身不遂等症候；外风则主要指自然界的风邪。

（二）中风的病因

风邪入侵人体肌肤、经络、脏腑，游走不定或结于体内某一部位，导致气机不畅，气血凝滞，而发生中风。风邪入侵的部位不同，临床表现及风病名称亦各不相同。瑶医常根据风毒致病的不同临床表现进行分类：按发病时抽搐的姿势不同，可分为鸡爪风、撒手风、看地风、弯弓风、地倒风等；按兼症不同，可分为水泻风、黑沙风、肚痛风、夜啼风、哎逆风、胀胀风、潮热风、昏迷风、迷风、迷魂风等；按发病时声音不同，可分为羊风、马风、鹦鹉风、猪母风等；依动物形态命名，可分为老鸦风、鹊惊风、蛇风、羊颠风、颠猪风、鹭子鸦风、鱼口风、蚂虫另风，马蹄风、鲫鱼风、螺蛳风。此外，还有寒风、五鬼风、散惊风、乌缩风、虎口风、内吊风、天吊风、缩沙风、冲风等。肝惊风有失魂病[①]舌伸不缩，风湿病有关节痛、风湿病、腰风湿，心疯病有心脏歪[②]、疯手、疯脚、疯气病，

① 失魂病：瑶医病名。相当于现代医学的惊恐症。

② 心脏歪：瑶医病名。中医病名为癫狂。

肾风病有产后风、头风、秀球风，儿科风病中，惊风类有月家惊、夜啼惊、脐惊风、胎惊、乌鸦惊、天吊惊、潮热惊、鲫鱼惊、膨胀惊、脐脚惊风、鸡犬、惊风、扭筋缩惊风、月盆惊风、肝痛惊风、夜眼惊、跌倒惊、眼迷惊、宕鹰惊、大惊风、反爪惊、翻水惊、摆脑惊、脚惊、手惊、客麻惊等。

（三）中风的特点

1. 风为阳邪，其性开泄，易侵袭于阳位。

2. 风性善行而数变。

3. 风易兼邪，为百病之长。

五、痨病

（一）痨病的概念

瑶医认为，痨病是一种由于盈亏失和，亏症显著，同时感染痨虫，侵蚀脏腑、气血所致的，以骨蒸潮热、盗汗及身体逐渐消瘦等症为主要临床表现，具有传染性的慢性消耗性疾病。本病相当于西医学中的结核病，广义的痨病还包括结核病以外的，相类似的其他一些疾病。

（二）痨病的病因

痨病的致病因素主要有两个方面：一为正气亏虚，二为感染痨虫。《古今医统大全·痨瘵门》曾指出："凡此诸虫，……著于怯弱之人，……日久遂成痨瘵之证。"痨虫传染是发病不可缺少的外因，正虚是发病的基础，是痨虫入侵和引起发病的主要内因。痨虫感染和正气亏虚两种病因，可以互为因果。正气旺盛，即使感染痨虫后，也未必发病，正气不足，则感染后易于发病。同时，病情的轻重与内在正气的强弱也有重要关系。此外，痨虫感染是发病的必备条件，痨虫既是耗伤人体气血的直接原因，同时又是决定发病后病变发展规律和区别于他病的特殊因素。

（三）痨病的特点

1. 痨病以骨蒸潮热、盗汗为主要症状，为慢性损耗性疾病，常夹杂有火热、痰浊和瘀血等。

2. 痨病的主要病位在肺，在病变过程中易传变。

六、中蛊

（一）中蛊的概念

根据古代律书和医书中记载，蛊是一种可使人迷惑的“毒物”。古代瑶族地区有“蛊毒之乡”之称。蛊毒有广义和狭义之分：广义的蛊毒，是指一种古代传承下来的既神秘又令人恐怖的巫术，它以有毒的动植物或其他媒介物来作祟，妄称用超自然力直接施放于人或动物，使之引起心理或者生理上的变化，轻则患病，危害健康，重者会导致死亡。民间一般把蛊当作奇闻逸事，或一种陋俗怪习来看待，属于神秘文化的范畴。从这方面来说，蛊是一种有着深远历史并现实存在着的文化现象。狭义的蛊毒，是一类毒素，轻则使人生病，引起患者心理或生理上的变化，重则致人死亡。从医学内涵上来看，蛊是一种致病的客观存在的毒素，这些毒素侵入人体，就能使气机阻滞，气血失调，从而出现各种中毒症状。

（二）中蛊的病因

毒素一经侵入人体，即可使气机阻滞受到伤害，气血失调，从而出现中毒症状。

（三）中蛊的特点

1. 蛊毒与七情交织发病

蛊，作为一种文化现象，常通过影响人的心理而导致生理失常。在这种情况下，七情恐惧心理就成为蛊毒致病不可缺少的因素之一。

2. 可感邪即发，也可伏而后发

蛊，作为一种毒素，它进入人体后，可立即发病，也可潜伏一段时间再发病。《广西地方志》有载：“归或数日，或经年，心腹绞痛而死。”

3. 病情复杂，病情较重

蛊，无论是一种被视为和古代巫术相联系的文化现象，还是一种客观存在的毒素，其致病表现十分复杂，病情轻重悬殊。轻者可以不药而愈，重者导致死亡。作为毒素侵入人体，如不及时抢救治疗，往往短时间内即可死亡。

第五章

瑶医诊道基础

扫码收听

第一节　瑶医诊断学的主要内容

瑶医诊断学包括诊法、辨病、辨疾和辨症四大部分内容。其中，诊法和辨症为重点，辨病与辨疾的内容详见于临床各科。

一、诊法

瑶医诊断疾病的方法内容丰富、独特，除了采用望、闻、问、摸、试等一般诊法外，在望诊中还特别重视目诊、眉诊、鼻诊、人中诊、手诊、甲诊、耳诊、肚脐诊等特殊诊断方法在诊断疾病中的运用。

二、辨病与辨疾

辨病与辨疾，亦称“识病”，是对疾病的病种做出判断，即做出病名诊断。疾病的病名，是对该病全过程的特点与规律所做出的概括与抽象定义。病是一类疾病的总称，病下分症，症下分疾，以病释症，以症统疾。在疾病发生的复杂过程中，即使病因类似，也会出现不同的症，而相同症下的各种疾表现为不同的症状与体征，症具共性，疾具个性。故在临床诊断过程中，瑶医是先定病，再定症，最后定疾。

在临床上瑶医坚持审病求治。病本身即包含疾病的病因、病性和各种症状、体征。在审病求治的过程中，要首先确认病的分类，然后再确定属于哪种症，而后针对症进行处方用药，既审病，又辨症。因此，针对病进行处方用药有利于治本，同时结合不同的症进行加减用药，可取得更好的治疗效果。

三、辨症

辨症，是在瑶医理论指导下，对五诊收集到的病情资料进行辨别、分析、判断其症候类型的思维过程，即确定现阶段属于何症的思维加工过程。它是将患者周围环境、体质强弱与疾病规律综合考虑的一种诊断方法，具有整体、动态和个体的特色。辨症之所以重要，就在于症是瑶医治疗的首要依据。在确定病患者的具体状态以及在审症的基础上，瑶医结合患者机体的盈亏情况确立风亏打盈的治疗原则，即“盈则消之，亏则补之”。对于盈症的治疗，用打药为主，治疗亏症则以风药为主，视病情实际需要合理配伍风打两类药，使药力功专力宏。

第二节　瑶医认识疾病的基本原理

瑶医学认为，人体是一个有机统一的整体，人体患病绝不是无缘无故的，事物之间存在着因果和其他的相互作用及联系。因此，不能用孤立片面的、静止不变的观点看待疾病，只有用普遍联系的、整体动态的观点来指导临床诊断，才能获得对疾病本质的认识。瑶医认识疾病时，常遵循以下四条基本原理：

一、司外揣内

古代医家把“有诸内者，必形诸外”的哲学观点应用于医学，认识到人体内部的生理活动、病理变化必然在人体外部以一定的形式表现出来；反之，通过对人体外部现象的观察，就能测知人体内部的生理、病理状况。于是，“司外揣内”这一诊察疾病的原理便逐渐形成。

二、见微知著

见微知著，意思是观察局部的、微小的变化，可以测知整体的、全身的病变。这是因为人体是一个不可分割的有机整体，其任何一部分都与整体或其他部分密切联系，因而局部可反映整体的生理、病理信息。

三、以常达变

以常达变，是指以正常的状况为标准，发现太过或不及的异常变化，这一原理用于瑶医诊断，就意味着以健康人体的表现或状态去衡量病人，则可发现病人的异常之处及病变所在，从而为做出正确的诊断提供线索和依据。

四、以形察神

神与形是生命不可缺少的两个方面。从本源上说，神生于形、神依附于形；但从作用上说，神又是形的主宰。神与形的对立，是生命运动的基本矛盾；神与形的统一，是生命存在的基本特征。神与形的对立统一，便形成了人体生命这一有机统一的整体。形神合一的生命观，是瑶医医道的一个重要组成部分。

瑶医认为神是生命活动的外在表现，是指人体生命活动的固有规律及其由此引发的一切生命现象的总称。瑶医形神统一地研究人的生命，认为一个活人与一个死人的区别就在于他是否有神。有神即有生命活动，就是活人，无神即无生命活动，就是死人，即《内经》所谓“有神则生，无神则死”。形只是生命活动的载体，没有形，固然没有生命，但只有形，而没有生命活动，同样也没有生命。神赋予形运动和活性，形只有在神的推动和主宰下，才能产生能动的运动，才是生命的体现。无神之形，则是尸体。神是无形的，形的运动状态是神的外在表现，人们可以通过观察形的运动状态来观察无形的神。人的眼神、气色、语言、动作、呼吸、心跳等一切，是神的外在表现，都是人有无生命活动的标志。

第三节　瑶医诊道的基本原则

瑶医诊断是在瑶医基础理论指导下，依据直观诊察和逻辑思维去辨识病症的过程。临床上疾病的表现错综复杂、千变万化，为了正确诊断疾病，瑶医特别强调用以下四个基本法则来指导诊断的思维过程。

一、整体审察

整体审察，是指诊断疾病时，重视病人整体的病理联系；同时，还要将病人与其所处环境结合起来综合地判断病情。因此，整体审察可视为整体观念在瑶医诊断学中的集中体现。

二、诊法合参

诊法合参，是指医者临症时必须将望、闻、问、摸、试等诊法收集的病情资料，综合判断，参照互症，以全面、准确地做出诊断。诊法合参是正确诊断的需要，要认识疾病的本质，就必须对诊法获得的感性材料，在头脑中进行反复地思考，由此及彼，由表及里，去伪存真，分析综合，判断推理，准确辨症，这是一个完整的思维加工过程。只有诊法，没有合参，就等于只有感知，没有综合判断，认识仍停留于感性阶段，没有上升到理性阶段，这个认识过程就没有完成。

疾病的表现错综复杂、变化万千，尤其在疾病危重的时刻，不仅寒热并见、虚实夹杂，而且某些临床表现常以虚假的形式表现本质。在这种情况下，任何一次诊断的信息都有可能是假象，如果我们片面相信某一诊断的决定性作用，先入为主，就容易被假象所迷惑，做出错误的诊断。因此，诊法合参是识别假象、去伪存真的重要措施。

三、断病分症

瑶医诊断包括辨病和辨症。瑶医的诊断结论由病名和症名组成，病与症是疾病诊断的两个不同的侧重点。辨病是探求病变全过程总的发展规律，认识贯穿疾病始终的基本矛盾。辨症则是识别疾病进程中某一阶段的症状、体征等，抓住当前疾病的主要矛盾。瑶医历来既重视辨病，也强调辨症，提倡在病的框架内辨症，把辨症与辨病结合起来。需要指出，瑶医的病名多以主症或病机命名，如头痛、咳嗽、泄泻、黄疸、伤寒、风温等。这使得瑶医在诊断时，辨病与辨症常交织在一起，它既要求从纵的方面去辨别该病全过程的病机变化规律及临床特点，又要求从横的方面去辨别患者现阶段的病理特点。

辨病和辨症结合，是瑶医诊断学的一个主要特点，然而瑶医学有异病同治和同病异治的说法。异病之所以同治是因为出现了相同的症，同病之所以异治是因为出现了不同的症。所以，在一般情况下，瑶医诊断仍是以辨症为主，结合辨病，断病分症是瑶医诊断学的基本特征。

四、病症结合

瑶医医学理论体系中，病是一类疾病的总称，是从病因、病性上来进行总结与概括。而症是病的症候，由病决定出现与否，病需要发展到一定的阶段，影响了组织器官功能时，才会出现相应的症候。疾病中不同的个体、不同的时间、不同的发展阶段也会表现出不同的症候，针对不同的疾病，在抓住其内在的症的本质的同时，也要抓住疾病本身的内在规律。

“审病求治”中的“病”，既包括一大类的病，也包括小的疾、病，在坚持一大类病（大根本）的基础上，灵活调整小疾、病的处方、用药，同时再针对症候进行加减用药。如恶性肿瘤在瘤体很小的时候，未影响到组织器官功能，可能完全不出现任何症候，或者不同部位的肿瘤，在一定时期内，由于影响的脏器功能相同，也可能会出现相同的症候表现。此时，如仅靠辨症论治，而不考虑疾病本身的差别，也有可能会贻误治疗时机，因此，“病症结合”更有利于指导临床。

第四节　瑶医诊断思路与方法

诊断，也称“诊病”，即在临床上对病人所患疾病给予高度的概括，并给以符合病情，切中病机的恰当病名和症名。诊断包括症候诊断和疾病诊断两部分。

一、症候诊断

症候诊断又称为“辨症”，可确定病人所患疾病现阶段的症候名称。瑶医辨症是在吸收中医辨证的基础上形成的诊断方法，在瑶医疾病诊断过程中，症候诊断占有重要的地位。在诊断确切，辨症清楚的前提下，才可论治无误，因此，症候诊断就是辨症的过程和结果。

（一）辨症的方法

辨症的过程，实际上就是在整体观的指导下以阴阳五行、脏腑经络、病因病机等基本理论为依据，对五诊所搜集到的病史、症状和环境因素等临床资料，进行综合分析，辨明其内在联系和各种病症间的相互关系，从而求得对疾病本质的认识，对疾病症候做出恰当的判断。

一般在症候诊断时，可分为七个步骤进行：

1. 追问病史：一般疾病，都有感受冷热、饮食不节、情志受伤等病史，应根据情况首先询问。

2. 审症求因：应根据症状特点、性质等探求其发生的原因。例如，“诸躁狂越，皆属于火”“诸暴强直，皆属于风”。应当指出的是，辨症的原因，不一定是指引起疾病发生的原始致病因素，更重要的是指引起疾病的现阶段表现的原因。例如，风寒束肺症的病因是外感风寒邪气，这是原始致病因素，也是医者要审症求因的因；痰湿阻肺症的病因是痰湿，即非原始致病因素，其原始致病因素可能是外感风寒或暴伤饮冷或其他。因此，在审症求因中，后者病因便居于次要地位，而前者病因是引起现在表现的原因，并对疾病的发生、发展起重要的作用。

3. 确定病位：指辨别病变的主要部位。病变所在的部位，一般用表里、脏腑、经脉、气血、营卫、阴阳等表示。外感病多用表里、六经、卫气营血、三焦和脏腑等表示，杂病多用脏腑、经脉、气血、阴阳等表示。病变的主要部位可以是一个，也可以是两个。例如，邪热壅肺，病变主要部位在肺；肝火犯肺病变主要病位在肝、肺。又如血虚症，是肝血虚还是心血虚，则应进一步联系其他症状进行脏腑定位。

4. 审察病机：病因侵及一定的部位，则有一定的病机，根据脉象的变化可审察明确病机的变化。

5. 分清病性：在明确病机的同时，要知病情之所属。主要根据中医八纲辨证，辨别疾病的寒、热、虚、实等病性。例如，口渴喜冷饮，尿赤便结，烦躁脉数，为热症；口淡不渴或喜热饮，尿清便溏，脉迟，为寒症。

6. 详析病势：病势，即病机转变发展的趋势。判断病势，主要根据脉症的变化进行分析。如阳症脉势减缓，表示邪气渐退，为病将愈。

7. 确定症名：症候的命名，一般以病因、病位、病机三者综合最佳，如脾虚湿滞、肺热痰壅等。由于症候诊断与疾病诊断常综合同时进行，所以，症名和病名也常同时确定。

（二）辨症的要点

1. 五诊详细而准确，是辨症的基础。根据五诊合参的原则，辨症不能只凭一个症状或一个脉象，仓促诊断，必须把望、闻、问、摸、试五方面的症候结合起来，作为辨症的依据，以免出现偏差或造成误诊。同时，还要注意每一诊是否做到详细准确并无遗漏，否则五诊虽具而不完备，辨症的基础仍不牢固。

五诊的准确性，直接影响辨症的准确与否。疾病千变万化，表现各种各样，临床上有患者叙述不全，也有受神志的影响，患者讲不清楚或隐瞒或夸大病情的情况，医生应仔细分析，保证辨症无误。同时，还要求医生客观地进行五诊，不能以主观臆测和疑似模糊的印象作为根据。

2. 围绕主要症状进行辨症，辨症要善于掌握主症。所谓主症。可能是一个症状，或是几个症状，这一个症状或几个症状是疾病的中心环节。抓住主症，然后以主症为中心，结合他症、脉、舌等，便能准确地鉴别病因，辨清症候。如病人身肿而气喘，同时兼有其他症状，首先要求从肿和喘的先后来判别主症。假如先肿而后喘，则肿为主症，然后抓住水肿这个主症，围绕主症诊察其他兼症，从而辨别病位以肺、脾、肾中的哪一脏为主，以及水肿的寒、热、虚、实。如果兼有面色晃白，舌苔白润，小便短少，大便溏泻，腹胀不思饮食，时吐涎沫，四肢无力，倦怠，脉象濡缓等一系列症状，经过辨症分析可确定该病主要是脾的症候，而肺的症候居于次要地位。因此，可以诊断本病是脾阳不振，运化失司，故聚水而成肿，水气上犯而为喘。由此可见，掌握主症并围绕主症进行辨症是很重要的一环。

3. 从病变发展过程中辨症。疾病的过程，是一个不断变化的过程。虽是同一种病，根据个体和条件的不同，而有不同的变化。就是同一个人，他的病情也会因时而变，因治而变。例如，伤寒患者初起的表实症，因误治而后出现表虚症或其他变症；温病也是如此，今天病在气分，明天可能已入营分或入血分，或仍相持于气分，或热退病解。这就要求医者必须从疾病的变化去辨别症候，细察起病原因、治疗经过及效果，审察目前的病机，推断发展的趋势，只有把疾病看成动态的，而不是静态的过程，才能在辨症中准确无误。病症未变，则辨症的结果不变；病症已变，则辨症的结果自然随之而改变了。

4. 个别的症状，有时是辨症的关键。就一般的辨症规律而言，由五诊所得和各种检查所得的症状，相加起来是一个整体，个别症状是全部症状的一个单位，在个人整体中的各种指征都比较统一，它仍是相补充的关系。但是也有一些病人的个别病状与全部症状不统一，甚至有时互相抵触，因而不能得出一致的辨症结果。这时可以按照中医八纲辨证的方法，在复杂的病症中，根据个别能够真正反映整个病机的症、脉、舌得出辨症的结论，但这决定性的一症、一脉、一舌，不能离开全部症候孤立地下判断。因此，辨症不仅可按正常的现象下判断，也可透过反常的症候下结论；但在反常的症候中，必须求得足以真正指示疾病之本质的症、舌、脉，诊断才能正确。例如，“喻嘉言治徐国珍一案”，患者身热目赤，异常大躁，门牖洞启，身卧于地，辗转不快，要求入井索水，且脉洪大，表面看来，无疑是一派热象。但喻嘉言发现其索水到手，又置而不饮；脉象虽洪大，而重按无力，通过这一串假象喻氏决定徐氏的病是真寒假热症。从这一病例的分析中，我们可以具体领会这一辨症的要点。

（三）辨症的综合运用

中医八纲辨证与瑶医其他辨症方法在辨症时应综合运用。中医八纲辨证是总纲，又是辨证论治的理论核心，是瑶医其他辨症方法的基础和指针。中医病因辨证中的六淫与疫疠辨证、六经辨证、卫气营血辨证和三焦辨证，适用于外感病的辨症；气血津液辨证、经络辨证、脏腑辨证和病因辨证的一部分则适用于杂病的辨症。至于临床运用，应根据具体情况灵活掌握。例如对于杂病，可以脏腑辨证为中心，若气血津液症突出者，则与气血津液辨证相结合；若与十二经脉所过部位症状有关者，则经络辨证相结合。瑶医审症求因是辨症施治的原则之一，所以必须与中医病因辨证相结合。

二、疾病诊断

瑶医将疾病诊断称为“病名诊断”，简称“辨病”。所谓“疾病诊断”，是根据各种疾病的临床特点，对病人做出相应的诊断，确定所患病种的名称。不论是外感病还是内伤病，都有其各自的发生、发展、传变、转归等内在规律，所以辨别疾病的不同，对于掌握其特殊的本质与发展规律，以及了解各阶段的症候特点，是十分必要的，如泄泻与痢疾、肺痿与肺痈。临症不能不详辨。

1. 疾病诊断的命名：瑶医对疾病的命名，种类很多，比较复杂，在临床上应根据常用的病名下诊断，不要随意杜撰。病名的具体规范见临床各科。

2. 疾病诊断的依据：每种疾病都有自己的临床特点，一般根据其病史和临床表现的特点，即可做出相应的病名诊断。例如，痢疾以下利赤白、里急后重等为临床主要特征，全身症状或有或无，由饮食不洁引起，病变好发于夏、秋季节，病程较急。符合上述特点，即可做出痢疾的诊断。如果不具备上述全部特点或发病季节不同，或病程较长，在下痢疾的诊断时就当慎重。

3. 疾病的鉴别诊断：某些疾病容易混淆，应注意鉴别。如癫、狂、痫三种虽同是神志异常的疾病，但各有其症状特点，临床可根据其疾病的特点、病因、病机等详加辨别。癫病者以沉默痴呆，语无伦次，静而多喜为特征；狂病者以躁妄打骂，喧扰不宁，动而多怒为特征，痫病者以猝然昏倒，不省人事，四肢抽搐，口吐涎沫，口中如做猪羊叫声为特征。

三、辨病与辨症的关系

病和症二者有密切的关系。瑶医认为，症和病的概念不同，症是症候，是指疾病发展阶段中的病因、病位、病性、病机、病势及邪正斗争强弱等方面情况的病理概括。而病则是人体在一定条件下，由致病因素引起的一种以正邪相争为基本形式的病理过程。一个病可以有不同的症，相同的症亦可见于不同的病中，所以有“同病异症”“异病同症”的说法。例如，感冒有风寒、风热不同的症候，须用不同的治法；又如头痛与眩晕虽属两病但均可出现血虚症候。因此，既要辨症，又要辨病。

辨症是根据五诊检查、内外致病因素及病位，全面而又具体地判断疾病在一定阶段的特殊性质和主要矛盾。辨病是按照辨症所得，与多种相类似的疾病进行鉴别比较，同时进一步指导辨症，最后把那些类似的疾病一一排除，得出疾病的结论。在得出结论之后，对该病今后病机的演变已有一个梗概，在这个基础上进一步辨症，便能预料其顺逆吉凶，而更重要的是经过辨病之后，使辨症与辨病所有的治疗原则与方药结合得更加紧密，以达到提高治疗效果，少走弯路的目的。总之，病是从辨症而得的，一种病有一种病的变化规律，这个病的规律，又反过来指导辨症。“辨症—辨病—辨症”是一个诊断疾病不断深化的过程。

医者不能只以辨症为满足，必须既辨症，又辨病，由辨病再进一步辨症，二者不可偏废。

第五节　瑶医临床特色诊法

一、瑶医诊法概述

瑶医诊道是根据瑶医学理论，研究诊察病情、判断病种、辨别症疾的基础理论、基本知识和基本技能的一门学科。它是瑶医学的一门专业基础课，是瑶医基础理论与临床各科之间的桥梁，是瑶医专业课程体系中的主干课程。

瑶医诊道的主要内容，包括对病人进行诊察，收集患者的病情资料，进而运用瑶医的理论对临床资料进行辨别、分析、综合，判断其所属病、症、疾的范畴与类别，为临床治疗提供依据。瑶医诊道包括诊法、辨病、辨症和辨疾四部分内容。其中，诊法和辨症为重点，辨病与辨疾内容详见临床各科。

二、瑶医诊法的特点

在瑶医长期的医疗实践活动中，历代医家积累了丰富的临床诊断经验，形成了瑶医学完整的诊断体系。瑶医丰富的诊察方法和对人体病理本质的整体、动态的认识，从古至今，一直指导着瑶医的临床实践，并在实践中不断地丰富和发展。瑶医诊断独具特色，一方面重视特殊病因致病的症疾特点，另一方面则运用独特的瑶医理论指导辨病识症。

三、瑶医望诊

（一）望诊的简介

瑶医望诊，是医生运用视觉对人体外部情况进行有目的的观察，以了解人体健康状况，测知病情的方法。传统瑶医的望诊，是指医生在诊察病情时首先对病人的一般状况做出初步判断，包括望神、望体态、望面、望头、望眉毛、望目、望耳、望人中、望鼻、望舌、望嘴唇、望咽喉、望指甲、望皮肤、望肚脐、望颈项、望四肢、望小儿食指络脉等方面。

（二）望诊的原理

瑶医理论认为，人是一个有机的整体，在正常的生理状态下，以心为主宰，以脏腑为中心，通过经络气血的联系与沟通，使脏腑与形体各部分之间保持着紧密的内在联系。而在病理情况下，体表或局部组织器官的病变可以通过经络传入脏腑，导致脏腑功能失调，也能够通过经络反映于体表或影响相关的组织器官。所以，观察人体外部的各种表现及其变化，便可测知脏腑功能强弱及气血阴阳盛衰的具体病机。

（三）望诊的意义

瑶医望诊在瑶医诊法中占有重要地位。在医生诊察疾病的过程中，望诊与其他诊法相比较，能够在第一时间获取病情资料，且占有信息量也较多。人的精神状态、形体强弱、面部色泽、舌象变化等重要的生命体征，主要通过望诊来获取，是其他诊法无法代替的。因此，医生能否正确运用望诊，对于病症的诊断至关重要。医生通过望诊能够获得的病情资料的多少和全面程度，取决于医生的望诊技术。医生必须有扎实的理论基础知识，同时培养和训练自己敏锐、正确的观察能力，善于总结望诊经验，才能娴熟地运用望诊技术。

（四）特殊望诊

1. 瑶医目诊

【诊法简介】

目诊，是医者通过观察人的眼睛，来判断整体及各部位的健康状况，从而诊断或预测疾病的发生和发展。它主要是根据患者眼睛各部位的形态、色泽、斑点、穹窿及位置结构的动态变化，来诊断疾病所在各部位的病变、损伤及机能紊乱的全息诊法。瑶医目诊是独具特色的一门科学，方法简单，具有简、便、验、廉、捷、广的特点。

【诊法机理】

《黄帝内经·灵枢》曰："五藏六腑之精气，皆上注于目而为之精。精之窠为眼，骨之精为瞳子。筋之精为黑眼，血之精为络。其窠气之精为白眼，肌肉之精为约束，裹撷筋骨血气之精。而与脉并为系，上属于脑，后出于项中。"瑶医目诊在吸收传统医学目诊的基础上融会贯通，形成了自己特有的目诊体系。根据瑶医的百体相寓论，人的眼睛可以是人体多个部位的集中反映，在该部位上分布着身体各部位的对应点。瑶医认为，左眼各种信号可反映身体左侧的疾病，右眼各种信号反映身体右侧的疾病，并形象地划分为多个区域与身体各部位相对应，凭此诊断全身疾病。

【主要内容】

目诊的部位有巩膜、球结膜、虹膜、眼睑、眉毛等，传统医学将这些部分称为"五轮"：白睛（巩膜、球结膜）称"气轮"，属肺；黑睛（虹膜）称"风轮"，属肝；眼睑称"肉轮"，属脾胃；目眦称"血轮"，属心；瞳仁称"水轮"，属肾。通过观察相应部位即可诊断全身病变。瑶医目诊对传统医学的目诊又有了进一步延伸，其内容包括白睛诊法、黑睛诊法、瞳孔诊法、眼胞诊法。

（1）白睛诊法

白睛诊法，是一种通过观察巩膜、球结膜上的血管颜色、形态等变化，来判断疾病的病位、病因、病性，推测疾病预后的诊断方法。

球结膜与巩膜的血管区别：球结膜血管在表层，相对浮浅、隆起、鲜艳，病位在腑，病程短，多为新病；巩膜血管在下层，颜色相对沉深、青紫、暗淡，病位在脏，病程长，多为久病。

白睛诊法遵循着一定的定位规律：躯体上半部疾病在瞳孔水平线以上体现，躯体下半部疾病在瞳孔水平线以下体现；瞳孔内侧表现躯体内侧疾病，瞳孔外侧反映躯体外侧病变；左眼多主躯体左侧疾病，右眼多主躯体右侧疾病。特殊情况下，部分疾病在双眼均可有表现，躯体上部疾病可在瞳孔水平线以下表现，躯体内侧疾病也可以在瞳孔外侧体现。

（2）黑睛诊法

黑睛诊法，即虹膜诊病，是通过观察黑睛上的斑点、条纹的各种变化，以诊断全身病变的方法。黑睛归心、肝、肾所主，能反映全身各部位的盈亏平衡和失调。

黑睛是由虹膜与瞳孔组成。虹膜表面高低不平，有许多皱襞、隆起和大小不规则凹陷（即隐沟或窝孔），皱襞和隆起多数呈放射状排列，靠近瞳孔部分的皱襞，呈圆齿轮状，即虹膜卷缩轮，亦称“收缩褶”。虹膜面上的这些陷窝、纹理形态和瞳孔大小实质是由血管构成，病理过程中可储存液体。虹膜的改变，可作为判断疾病的依据。黑睛诊法主要观察虹膜的改变。

（3）瞳孔诊法

瞳孔诊法，是通过观察瞳孔的形态与变化以诊断疾病的方法。瞳孔归心肾所主，心肾主生死。瞳孔诊对判断疾病的轻重、安危方面具有重要的意义。

正常人瞳孔直径为 2.5 ～ 4 毫米，双侧瞳孔等大等圆，而且居中，对光反射灵敏。如果双侧瞳孔发生改变：不等大、不等圆、不居中，尤其伴有光反射迟钝或消失，表明身体有严重的病变。瞳孔诊法并无特定的定位、定性规律，主要从瞳孔的形态与对光反射两个方面来观察。

（4）眼胞诊法

眼胞诊法，是观察患者的上下眼睑来诊断全身疾病的一种方法。眼胞归属心肾，眼胞形态、颜色发生改变表明身体器官发生了病理性改变。眼胞诊是通过观察眼胞的形态和眼胞的颜色来诊断疾病的性质。

2. 瑶医眉诊

【诊法简介】

眉毛位于眼睛的上方，有保护眼睛不受损伤的功能。瑶医认为，通过观察眉毛的形态色泽变化可判断机体的肾气盛衰与气血盈亏。观察眉毛时，嘱受检者与医生相对而坐，面对光线，仔细观察眉毛的长短、粗细、疏密、颜色、形状、有无脱落、干燥、枯萎等情况。正常的眉毛粗长、浓密、润泽、乌黑发亮，而异常的眉毛则稀疏、短秃、细淡、枯脱、萎黄。先天精气充足者，眉目清秀；年老者先天肾气充足，后天调摄适度，长寿少病者眉毛浓黑，甚或间夹白色眉毛，乃至全白眉毛；肾气衰败、久病、精血衰竭者，则眉散、眉稀。

【诊法机理】

瑶医认为，眉与脏腑的关联以肾为主，同时也与肺有关。此外，眉部为手足阳明所经过之处。发为肾之华，眉毛也属于发的一部分，因此，眉毛是反映肾气盛衰、气血盈亏的重要标志。眉间部位称为“印堂”，又称之为“阙”，是肺部诊断之位。肺部疾病，往往在印堂有所显现。如肺气不足，印堂部位呈现白，而气血郁滞者则变为青紫。

【主要内容】

（1）望眉态色泽

①眉毛浓密粗长，色黑有光泽，说明肾气血充盈，身强体壮。

②眉毛色淡疏少，无光泽，提示精气亏虚，身体状况不良，易感外界邪毒。

③眼眉稀疏或脱落，提示气血亏虚渐重，盈亏失衡而致。常见于水肿、脑垂体前叶功能和甲状腺功能减退患者的常见症状，但在正常老年人也可见此症状。

④眉部皮肤肥厚，眉毛特别稀疏和脱落，为风湿毒邪盈溢相搏，经脉痹阻，气血凝滞运行不畅，精血盈亏失衡严重所致。多见于麻风病。

(2)望眉间色泽

①眉间红黄相间润泽而略有发青为正常眉间色，提示人体精血充盈而不溢，盈亏平衡，精力旺盛，体力充沛。

②眉间色白为寒毒盈胜，主寒症、痛症。

③眉间色青紫为寒毒、瘴毒盈胜，主寒症、瘴毒症。

④眉间色黑紫为瘀毒、热毒、瘴毒盈溢较重而致瘀，主瘀症、热毒症。

⑤眉间色红为热毒盈胜。主热症。

3. 瑶医鼻诊

【诊法简介】

瑶医鼻诊是通过观察患者鼻部的形态、色泽，鼻液、鼻血、鼻翼沟等来诊察疾病的一种方法。

【诊法机理】

瑶医认为，鼻为气体出入之要道。胎儿刚从母体中娩出时，就依靠鼻的呼吸开始属于自己的生命活动；此时，目可以不睁或没有视觉，耳可以不听或没有听觉，但唯独没有呼吸却是不可想象的。又如，人体在睡眠和休息状态下，眼睛可以闭目休息，耳朵可以静音避噪，口舌可以闭而不言，唯有鼻因为具有特殊的生理功能和作用而昼夜不能停止功能活动，无时无刻不与外界保持着气体交换，因此有“鼻关总窍”之说。正是由于如此特殊的生理功能，从病理角度而言，鼻也是外邪入侵的必由之道，天地之间的一些致病因素可通过鼻窍进入人体从而导致疾病。

【主要内容】

正常的鼻子外观端正，大小适中，无红肿疮疖，鼻色红黄隐隐，明润含蓄，鼻毛色黑，疏密适中，鼻黏膜淡红润泽，无鼻塞、流涕、出血等现象。

4. 瑶医人中诊

【诊法简介】

所谓的人中，指鼻的下缘和上唇中间的凹陷处。瑶医临床上通过诊察人中的形态、色泽、温度、干湿等来诊断疾病的方法，称为“瑶医人中诊”。

【诊法机理】

人中，又名“水沟”，位于鼻下唇上正中处。古代医籍中常用“鼻下”表示人中部位。瑶医认为，人中与会阴相配，人中短会阴亦短，人中长会阴亦长。

人中与子宫在发生学方面有一定的联系。子宫形态异常之所以与中肾旁管发育异常有关，是因为中肾旁管形成的时期恰好是上唇（人中）形成的时期，如果此时期胚胎受某种因素的影响则中肾旁管的形成和上唇的形成，均可遭受同一因素的影响而产生形态上的异常。因此，人中的改变可以反映男女泌尿系统及生殖系统的状况。

【主要内容】

正常人的人中正直不斜，两侧沟缘清晰，长短与食指同身寸近似。身高面长者，人中稍长；身矮面短者，人中稍短；肥胖面宽者，人中偏宽；瘦削面狭者，人中稍狭。其温度和颜色与整个面部的温度和颜色一致。通过观察望人中形态、色泽变化作为早孕的诊断参考。

5. 瑶医手诊

【诊法简介】

瑶医手诊，即手部望诊，是指通过对指、掌的形态、动态、色泽、血管、皮纹的状况来判断疾病的方法。此诊法古医籍不乏记载，瑶族民间运用也很广泛。

【诊法机理】

瑶医认为手五指通五脏，手五指分属五脏，每指各属一脏腑，拇指属脾胃，食指属肺与大肠，中指属心与小肠，无名指属肝与胆，小指属肾与膀胱。

人体脏腑器官、部位在掌指面上均有投影区：

拇指区：属脾经、胃经及头部，拇指丘为脾、胃、消化系统及头部的反应点。

食指区：属肺经、大肠经，食指丘为肺经、大肠经及腹部的反应点。

中指区：属心经、小肠经，中指丘为心经、小肠经、膻中的反应点。

无名指区：属肝经、胆经，无名指丘为肝经、血管及神经系统的反应点。

掌心区：属心经及胃经。

大鱼际：属脾胃区。

小鱼际：属膀胱及下腹区。

大、小鱼际之间：属肾及生殖区。

【主要内容】

手诊主要包括望手色、手纹和手形。

手色诊：体内病变，掌指面上的某些部位可发生色泽形态改变。观察掌指面的色泽变化可判断机体的脏腑病变。

手纹诊：在掌指皮肤表面突起的纹理称“嵴纹”，其形态可以提示某些疾病的发生。手纹诊主要观察手掌掌纹，是直接对双手掌部纹理进行观察、分析的一种诊断方法，可以诊断目前的健康状况，鉴别以往所患疾病对现在的影响，预见将来易发疾病并加以预防。掌纹分散见纹和掌屈纹两大类。

手形诊：手形诊包括观手形、观手的动态和观指形。

6. 瑶医甲诊

【诊法简介】

甲诊主要是通过观察指甲的形状、质地、颜色、光泽变化来判断疾病。瑶医在甲诊方面有其独特的见解。瑶医把人体五脏六腑归属于各手指指甲，即左食指指甲属心，左中指指甲属肝，左无名指指甲属肾，右食指指甲属肺，右中指指甲属脾，右无名指指甲属命门。传统瑶医在进行甲诊检查时，按压左食指指甲尖，指甲根部出现三角形如山者是无病，如血归指甲者为心疼痛，血色上升变黄者为心脏热甚。按压左中指，凡血在指甲根如山形即无病，如血归于下者则病人肝气不疏易怒心烦，血归指尖者经常出现头晕头痛。按压左无名指，血色散开者，有腰痛现象；血归根部者，则手足麻木；指甲双外侧有血，中间无血者，定是耳鸣或耳聋；血色向指甲两边散开，有黄色者，属月事不调；其血色出现半圆形者，必是妊娠。按右食指，指甲血色散者，呼吸不方便，声音嘶哑。按右中指，指甲血色散而变丝者，四肢无力；血色上升有黄色者，消化不良；血色归两边，中间出现白色者，手足尖必有麻木感；指甲无色或灰色者，全身软弱无力。按右无名指，血色向上升者，身骨酸累；出现灰紫色者，腰脊两边至头部均有疼痛；指甲两旁有血，中间无血者，是关节疼痛；上端无血者，夜多小便；全部无血或灰紫色者，膀胱疼痛或淋病。

【诊法机理】

瑶医认为指甲位于机体四肢的末端，机体气血盈亏的状况可以通过四肢末端的指甲的形状、质地、颜色、光泽反映出来。凡甲肥厚、粗硬多为机体盈亏失衡，气虚血燥，气机阻滞之故；甲薄扁平、萎缩、脱落多为血虚不荣；甲现纹沟、嵴棱多为血虚津少，或血瘀；甲弯钩变多为气血不足，兼夹风邪阻滞之故。甲为筋之余，气血濡之；故慢性病致甲变异无论形变如何，均以气血不足为故，治疗以调理气血盈亏为本。

【主要内容】

观看指甲必须有良好的光线，以自然光为标准，周围气温以20℃左右为最佳，诊断不要揉指头、指甲。病人伸手俯掌、自然平放于平心脏的水平桌上或医生的掌上，各指自然伸直，然后逐手、逐指观察甲体、甲床、月痕、形状、颜色、泽度、质地等方面情况的变化。

（1）观指甲颜色

①指甲呈灰色：见于全身性疾病，黏液水肿、类风湿关节炎、肺结核晚期和肺源性心脏病心力衰竭或偏瘫患者。当拇指甲下端呈灰色波浪状时，常见于青光眼。

②指甲呈青色：急腹症患者四肢厥冷，指甲会突然发青，胎儿死于腹中的孕妇，指甲会出现持续性发青。指甲出现青色瘀斑，提示中毒或早期癌病。指甲呈青紫色，多见于先天性心脏病或大叶性肺炎，重度肺气肿等。

③指甲呈绿色：甲板部分或全部变绿，多见于长期接触肥皂水、洗涤剂的职业，有时可能因传染上铜绿假单胞菌或绿色曲菌所引起。

④指甲呈紫色：这是心脏病、血液病的一个特征，反映血液内缺氧。若紫色与苍白交替出，可见于肢端脉痉挛症。

⑤指甲呈黑色：指甲上呈现黑色条纹或斑块，常见于劳累过度，营养不良、

胃下垂、胃癌、霍奇金病、子宫癌患者。

⑥指甲呈红变：指甲下血管床的变化，因充血部位、充血深浅及形态不同，指甲上可观察到的红变各异的斑、带、块、线等形态。红变提示炎症充血、瘀血、出血症状。

⑦指甲呈黄变：甲的生长速度减慢，变厚变硬，呈黄色或黄绿色。提示慢性呼吸系统疾病、甲病腺病或淋巴病变等。

⑧指甲呈白斑变：甲面上出现石灰沉着一样、不规则白色斑块，不透明，通常十指均有。提示消化系统疾病，内分泌失调、胃肠功能紊乱。以及一过性腹泻、性功能低下、阳痿、早泄。儿童甲面中央出现多为虫积。

（2）观指甲形态

①凸变：平滑的指甲上有凸起的形态变化，表明体内有慢性炎症，组织器官有增生、肥大等代偿性的病理变化。

②凹变：指甲有凹陷条纹、斑、块、点等形态改变。提示某一组织器官功能低下，组织功能结构的破坏、萎缩等病理变化。

③圆球状变：指甲是圆球形，或是扁平状圆形变，或星球状圆变。球圆状形变是杵状指的一种，提示肺气肿，心肌炎、心包积液，对于一些人还提示可能有神经官能症状出现。扁圆形变提示长期慢性、反复发作的肠道炎症。

④翘变：指甲前端向上翘起，前宽后狭，甲中央弧形凹陷，表明某部位有慢性、反复发作、迁延不愈的炎症。

⑤烂后腐样斑块变：甲中央有斑块样变，形态和色泽如一块打烂的豆腐。表明椎骨结核干酪样坏死。

⑥裂隙变：甲中有一条横形裂隙。是椎骨损伤压迫神经引起的坐骨神经痛，或为无精虫症。

⑦软薄甲：表现为甲板变薄，质软，提示易患失血症和钙质缺乏症。

⑧肥厚甲：表现为甲质角化过度，甲板过度增生、质硬而脆、干燥无光，提示维生素缺乏、营养不良。

7. 瑶医耳诊

【诊法简介】

瑶医自古以来就通过观察耳尖的形态色泽变化来判断疾病，经过千百年的积累与发展逐渐形成的一套特色耳诊方法。现代瑶医已经通过观察整个耳朵的变化包括形态、色泽、血管充盈等方面的变化来判断疾病的盈亏变化，不断地发展和丰富瑶医的诊法体系。

【诊法机理】

瑶医认为，耳尖位于耳的顶端，对外界气候变化的感受最敏锐，故以耳尖作为诊察点。耳朵附着于人的头部两侧，配合两眼构成“脑海”的左右承相，起脑海的“耳目”作用。眼藏在颅内，耳露于颅外，伸向两侧，专司外界“六淫”顺逆。耳朵的形态、色泽变化反映了机体的盈亏变化。

【主要内容】

望色泽、形态、耳尖、脱屑、血管充盈、丘疹、阳性反应物的特征等。

8. 瑶医肚脐诊

【诊法简介】

瑶医肚脐诊是通过观察脐部色泽及外形变化以审察疾病的方法，是瑶医特色诊法之一。瑶医认为，肚脐是观察人是否健康的一个重要窗口。

【诊法机理】

脐为周身之气孔，是人体沟通外界的通道，脐隐藏有人体气、血、精、神等信息，瑶医素来称脐为人体的“第二眼睛”。因此，瑶医认为观察肚脐可判断身体的整体情况。

祖国医学认为，当脐属肾，脐下三寸为丹田，是元气归藏之根。冲脉起于胞中，挟脐上行，至胸中而散，为十二经脉之海，根于肾，隶于阳明。沈金鳌谓：“肾间动气，即下丹田，为脏腑经络之根本，呼吸之门户，三焦之源头，名曰大海，贮其精血。”据此可知，脐诊法既可诊察冲脉动态，又可探知肾及其他脏腑经络之变化。故下元虚损，冲阳浮逆，或阴寒上僭等病变，脐跃即可产生变象。《内经》云：“冲脉为病，逆气里急。”又云：“寒气客而脉不通，脉不通而气因之，故喘动应手矣。”吴坤安云：“动气筑筑就动于脐旁上下左右，甚而连及虚里心胁而浑然振动，此气血大亏，以致肾气不纳，鼓动于下而作也。”

【主要内容】

主要是通过望肚脐的颜色、形态、移位、附属物、脉络、分泌物等的异常来诊断疾病。

四、闻诊

【诊法简介】

闻诊是通过听声音和嗅气味以了解患者病情的诊察方法。因为人体内发出的各种声音和气味均是在脏腑生理和病理活动中产生的，所以，声音和气味的变化能反映机体的生理和病理变化，在临床上可推断正气盛衰和判断疾病种类。

【诊法机理】

瑶医认为，声音的产生与发出与肺、肾、肝、脾、心均有关，听声音既可以诊察发音器官的病变，还可以根据声音的变化，进一步诊察体内各脏腑的变化。疾病情况下，邪气盈盛，正气亏损，机体气血运行失常，脏腑功能失调，秽浊排泄不利，产生腐浊之气。不同的疾病可产生不同的气味，疾病的寒热虚实也可影响着各类体气、口气及排泄物的气味，故嗅气味是瑶医诊察疾病、了解疾病寒热虚实的重要手段。听声音和嗅气味是瑶医闻诊的重要组成部分。

【主要内容】

闻诊包括听声音和嗅气味两方面。听声音指诊察病人的声音、语言、呼吸、咳嗽、呕吐、呃逆、嗳气、太息、喷嚏、肠鸣等各种声响，主要是根据声音的大小、高低、清浊，区别寒、热、虚、实。通常，声高气粗重浊多属盈症，反之则属亏症。语言错乱多属心之病变，呼吸、咳嗽、喷嚏多与肺病有关；呕吐、呃逆、嗳气多是胃失和降，胃气上逆的表现；太息多与肝郁有关。嗅气味可分病体和病室两方面。病体的气味主要是由于邪毒使人体脏腑、气血、津液产生败气，以致从体窍和排出物发出，据此，可辨脏腑气血的寒、热、虚、实及邪气所在。通常，凡酸腐臭秽者，多属盈热症；无臭或略有腥气者，多属虚寒症。病室气味，则是由病体及其排泄物气味散发的，如瘟疫病人室内有霉腐臭气，失血症病人室内有血腥气味，尿臊味多见于水肿病晚期患者。

五、瑶医山歌问答诊

【诊法简介】

瑶医山歌问答诊是采用瑶族极富特色和感染力的山歌形式来表达的。山歌问答诊不仅仅是简单的对患者病情的询问，通过医者与患者一唱一和、一问一答，病情症状、诊断用药均详细得到答复。具体涵盖了瑶医的肺系疾病、脾胃系疾病、肝胆疾病、肾系疾病、气血津液疾病、肢体经络疾病、儿科疾病、妇科疾病和外科疾病等 9 部分内容。瑶医山歌问答诊是瑶医中最具特色的内容之一，对医生运用瑶医诊断及治疗疾病起着重要的作用。

【诊法机理】

瑶族在长期的生活实践中总结出一套有效的治病、防病经验，这些经验多为直接经验，比较简单、实用，疗效确切。瑶族没有自己的文字，它的传播形式以山歌为主，多为口传心授。瑶医流传下来的经验比较实用，疗效可靠。瑶医的山歌问答诊内容丰富，正是由于其直接性与实用性突出，在瑶族民间瑶医的一些治病经验与治病方法流传相当广泛。通过瑶族人民喜爱的山歌形式，较好地传播了瑶族医药知识，并使得瑶族医药长期得以完整地保留。

【主要内容】

瑶医研究工作者经深入调查研究后，将瑶医发表在《民族医药报》和部分现场实录的最原始的“瑶医山歌问答诊”截取部分内容介绍如下：

问：开言来问你先生，咳嗽头疼为哪门，

发热鼻塞因何样，怎样调治病得轻？

答：唱歌来回贵同年，感冒风寒风热兼；

风寒桂枝和姜片，葱白还配蔗糖煎，

风热感冒你莫愁，清热解表病则休；

马鞭边菊煎汤服，山芝麻效第一优。

问：跌打骨断受了伤，你用何药用何方？

更有瘀血兼肿痛，怎么接骨效才强？

答：跌打骨断不用慌，石板木叶是良方，

大钻驳骨随你用，消肿散瘀用泽兰。

问：小儿发热眼睛眯，沉沉昏睡一家急，

两手抽搐牙关紧，是何病症如何医？

答：小儿惊风病发急，快调快理莫推迟，

药用吹风毒蛇胆，药到回春妙方奇。

问：妇女白带病最多，腰酸脚软受折磨，

有黄有红味腥臭，何药调治起沉疴。

答：妇女白带病人多，湿热要用水冬哥，

赤白同下旱莲草，岗稔黄柏用即合。

滴虫霉菌痒阴中，外洗煎汤二味同，

石榴根皮白英草，杀虫止痒乐融融。

问：湿疹皮炎痒不停，日夜手抓不安宁，

咧嘴咬牙难忍受，药寻何味来洗身？

答：第一快寻九里明，扛板归劳鸡屎藤，

杨梅树枝一起煮，浓汤洗后得身轻。

六、瑶医摸诊

（一）瑶医手摸脉诊

【诊法简介】

手摸脉诊又称切诊，是医生用手指对患者身体某些特定部位的动脉进行切按，体验脉动应指的形象，以了解病情、辨别病症、推断病势的一种诊察方法。手摸脉诊对内科、妇科疾病的诊断具有较高的临床价值，同时还可以对某些危重症做预后诊断。手摸脉诊是瑶医诊断的重要组成部分。手摸脉诊不仅可以进一步确定望诊所见，补充望诊之不足，亦可为问诊提示重点，特别对脘腹部疾病的诊断起着重要作用。《黄帝内经》曰：“有诸内必形诸外。”通过手摸脉诊可以进一步探明疾病的部位、性质和程度，使其表现客观化。

【诊法机理】

瑶医根据“心主血脉”理论，认为脉与心息息相关，血脉的运行依赖于心，心又与整体有密切关系。因此，从脉诊部位和脉象就能诊察人体气血盈亏，内脏病变等，有时疾病症状还未显露而先有脉象变化。结合瑶医百体相寓论，人体每一相对独立的部位都是整体的缩影，含有整体的信息。因此，瑶医认为通过手摸脉诊就能了解全身的健康状况。

【主要内容】

千家洞瑶医盈亏平衡脉诊法：盘祥辉，瑶族，广西灌阳县水车乡江塘村蜜蜂山屯人，盘氏“千家洞瑶医盈亏平衡脉诊法”第15代传人。他一直致力于挖掘保护、搜集整理、传承发扬本家族祖传医技，在17代传人李彤教授的帮助与配合下，经过多年的努力和潜心研究，总结出瑶医盈亏平衡脉诊法。

瑶医认为，人体内百脉发于心，心与人整体有密切关系，从脉诊部位和脉象就可诊察人体气血盈亏、内脏病变等，从而了解全身的健康状况。瑶医盈亏平衡脉诊法的把脉方法是右手握住病人的手腕，拇指放在病人的桡动脉，左手拇指放在自己的桡动脉，以自己的正常脉象为参照，从自己脉象的影响来判断病人的脉象，通过自己的盈亏平衡来诊断病人的盈亏平衡，从而来判断两种脉的异同。瑶医盈亏平衡脉诊法认为，正常的脉象应该不急不慢、不大不小、不上不下、从容和缓、节律一致。凡脉诊部位出现急、慢、上、下、大、小者均属病态脉象，各有所主，反映相关脏腑的一定病理状态。

急脉：脉来急疾，绷紧快速。主热症、痛症，多属体盈。

慢脉：脉来缓慢，弛缓松懈。主寒症、痛症，多为体亏。

大脉：脉体宽大，充盈饱满。主实症、热症，多属体盈。

小脉：脉形细小，松弛软弱。主虚症、寒症，多为体亏。

上脉：脉位较表浅，轻取即得。主表症，多属体盈。

下脉：脉位较深在，须重按探寻方得。主里症，多为体亏。

（二）瑶医摸腹诊

【诊法简介】

瑶医摸腹诊，是通过检查脐部和腹部的血脉跳动情况来诊察疾病的方法。

【诊法机理】

瑶医认为脐是血脉汇集点，全身的病变皆可在脐及脐周血脉上反映出来。因此，检查脐及脐周血脉变化可知病情的轻重、性质和病程的长短。

【主要内容】

（1）检查方法

医者位于病人右侧，面对病人，以右手中指按压脐部，观察脐部血脉跳动的节律、强弱，左手手背或四指依次按压脐部周围相应的穴位，观察血脉的流动情况及其相互关系。

具体穴位及主病如下：

①以脐部为中心，做“十”字：

②脐上三寸为胸点，主人体胸、心、肺等上方疾病，脐下三寸为子宫点，主子宫、输卵管疾病。

③剑突下为心点，主心、胃疾病。

④脐旁左侧为血路。

⑤脐旁右侧为水路。

⑥脐部左右两侧为肾点，主肾病。

（2）正常脉象

正常脉象是脐部脉不浮、不沉，节律一致，和缓有力，往来自如流利，四周的小血脉向脐部来回弹动，其节律、强度与脐脉一致。妇女脐旁左侧（血路）若血脉由上往下顺利、不返回则为经期。

（3）异常脉象

①脐旁右侧脉不动，提示可能有上腹胀满、疼痛等。

②脐旁右侧脉跳，左侧不跳，提示血结于上。

③脐部脉浮乱，提示月经失调，多为月经先期。

④脐部脉紧有力，提示内热或痛经。

⑤脐部脉数，提示内热。

⑥脐部脉跳顶指、往来不到点，与周围脉不交通，提示腹痛。

⑦子宫点不跳，提示血脉不通，无法生育。

⑧子宫点旁有两条脉跳动，即为两条月经线，若两条月经线来回流动、节律一致，则月经正常，若一侧正常，另一侧脉跳动快为月经失常，若以往正常，现两条月经线均停跳为停经，有怀孕的可能。

⑨左侧肾点脉跳异常，提示左侧肾病变。

⑩右侧肾点脉跳异常，提示右侧肾病变。

⑪肾点脉弱，提示肾小（肾虚）。

⑫肾点过于强大有力，提示肾大（肾实）。

七、瑶医试诊

【诊法简介】

试诊，又称“探诊”，即采用试探的方法治疗疾病，以便准确诊断用药。当对疾病辨识不清时，可根据已获得的诊断资料，按拟诊疾病进行试诊，先行投以药物、食物等探病，观察治疗结果，从而判断脏腑的生理和病理变化，为审病求治提供依据，指导临床用药。

但试诊也有其一定的局限性，临床上许多疑难病错综复杂，若辨病不清时，可同时辨病、辨症，五诊合参，才能全面地了解病情。随着医学技术的发展，现代诊断技术的直观性，大大弥补了对许多疑难杂症的认识空缺，故中西医合参，更有益于对疾病的诊断。

【诊法机理】

试诊是瑶医诊察疾病的重要方法之一，是其他诊法的有效补充。在中国传统医学中，试诊也发挥着重要作用。《伤寒论》243 条：“食谷欲呕，属阳明也，吴茱萸汤主之，得汤反剧者，属上焦也。”这就是说，若服药后病情反而加剧，则可得出病在上焦，必从上焦论治，可达到较好的治疗效果。瑶医试诊在吸收传统医学的基础上融会贯通，整合瑶族先民世代口口相传的试诊经验，通过药物、食物试探，从而鉴别疾病、判断疾病寒热虚实。

【主要内容】

试诊内容包括常见病药试法和验胎法两部分。因其内容较为丰富，故与常见病分别论述。

（一）药试法

1. 验腹痛寒热：可用老姜汁少许滴入患者目内眦，不觉辛辣而反感舒适者，为寒性腹痛。

2. 验蛇毒：被蛇咬伤的人，疑其蛇乃毒蛇，可令病人服旱烟筒油，如果感觉不到气味臭及辣者，提示为被毒蛇咬伤的症候。

3. 验犬毒：被狂犬咬伤的人，疑其受毒，亦可以生黄豆予被咬人嚼服，觉有甘味者，提示有受毒的可能，否则感觉味腥。或者以下瘀血汤①，服药后，大便下物如猪肝鱼脑之色者，提示有受毒的可能。

4. 验暑：炎暑季节，如发热、畏冷、全身酸楚，或头晕痛、畏光等，要辨其是否中暑，可用大蒜一二瓣，置患者口中咀嚼，如果感觉没有蒜味而有甜味者，即为中暑。

5. 验虫：虫痛之症，得食则痛减，无食则痛增。以酸梅汤一盏试之，饮下而痛即止者，乃虫痛；饮下而痛增重或减少者，非虫痛也。

6. 如外感病饮野芋头水，嘴巴不麻者为痧气；喝鲜南蛇勒苗汁不苦者为实热；嚼生黄豆不感到腥味者多为毒疮。

7. 验伤：病人跌打内伤不省人事，既无伤痕又无人知晓，用酸橙叶捣烂外擦全身后，可使受损部位显现瘀斑，便于治疗。

8. 验痧：由于痧症的主要症状不多，临床上诊断并不困难，只要具备上述主要症状之一者，即可考虑患了痧症；如具备两项以上者，便可确诊为痧症。但是，痧症又和其他外感疾病表现容易混淆，故此，当其主要症状不明显时，或合并患

---

① 下瘀血汤：大黄、桃仁、地鳖虫、蜂蜜各适量，酒煎。

有其他疾病时，也会造成诊断困难，这时可采用下列方法进行试验性诊断。

（1）生芋头擦手心法：用去皮的生芋头擦患者的手掌心，有痧症者无瘙痒、热辣感。

（2）嚼生芋头法：患者嚼服生芋头，有痧症者无舌涩而难咽的感觉。

（3）嚼生黄豆法：让患者嚼生黄豆，如属患痧症则无腥味而难咽的感觉。

（4）嚼生蓝靛叶法：痧症患者嚼服生蓝靛叶反感觉有甜味。

（5）尝烟油水法：取旱烟筒管中的烟油给患者服之，如属痧症者，无苦辣味的感觉。

（6）搓毛法：用蓝靛叶和黄土捣烂，搓成团；或用荞麦粉（或糯米粉）用鸡蛋调匀，搓成面团，如鸡蛋大小，取之在患者的胸腹或腰背部反复碾滚至药团发热，然后将药团掰开，如药团内发现有如毛发样的绒毛，即可诊为羊毛痧。严重者，绒毛可成黄色或黄褐色，且毛端有分叉的现象。

（7）刮法：用屈曲的食指侧面，在患者的胸壁上，从上而下用力顺刮，如皮肤出现跑马状隆起者为标蛇痧，呈蚂蟥状突起者为蚂蟥痧。用刮疗法在患者肘窝、腋窝、胸背部刮之，如皮下出现红色或紫红色斑点者为斑痧。

（二）验胎法

客观地说，瑶医民间验胎术应是瑶医优生学与瑶医诊断学的一个组成部分，也是瑶医妇儿科与瑶医性医学的一个重要分支。用中草药来验胎，在瑶医民间并不少见，如用蓬草浸醋 4 小时，取出用火烘干，几小时后待火气去尽，冲酒后服少许，腹有隐痛者，即证明已怀孕，不痛者，则不是怀孕，而是其他原因而引起的闭经。

第六章

瑶医治道基础

扫码收听

第一节　治疗原则

治疗原则就是治疗疾病的基本原则，又称“治则”。瑶医学的治则以瑶医理论为指导，是预防、养生和治疗都必须遵循的准则。

瑶医学的治则是瑶医理论的重要组成部分，以瑶医思维中最具特色的三元和谐、盈亏平衡、气一万化等观点为指导，是我国古典哲学的抽象、模拟认识论在瑶医预防、养生、治疗中的具体体现，是临床治疗立法、处方、用药的指导原则。治疗方法则是在治则指导下制定的具体方法，又称“治法”。任何治疗方法，总是从属于一定的治疗法则的。例如，各种病症从盈亏关系来说，离不开盈亏斗争及其消长盛衰的变化，因而打盈、风亏就是治疗原则。

从治则与治法的关系来看，二者关系是从属的，治则的内涵一般、抽象，治法的内涵特殊、具体，二者的区别是大治则与小治法的区别。治则比较稳定，而治法比较灵活，治法是在治则的指导下具体方法的选择和运用，而治则是治法的升华。就治则与治法在临床中的地位和作用来分析，治则应为第一层次，包括祛因为要、风亏打盈、治求专方、恶病不补、捉母擒子等；它不能直接指导临床组方用药，只是对各种治疗法则的抽象概括，决定着具体法则的大方向和总任务。而治法应为第二层次，是指导临床处方用药的具体方法，它根据疾病的特点、患者的个体差异、发病时间、发病地点等多方面情况，在辨病的基础上随病症提出，并随病症的变化而不断改变。

瑶医传统用药，内服药组方不过数味，用力较专，且调度恰当，故能取精而用宏。由于疾病的症候表现多种多样，病理变化极为复杂，病变过程有轻重缓急，不同的时间、地点与个体，其病情变化也会产生不同的影响。因此，必须善于从复杂多变的疾病现象中，抓住病变的关键，确立恰当的治则和治法。

一、祛因为要

（一）概念

祛因为要是指在治疗疾病时，必须针对病名病类，寻找引起疾病的根本原因，然后运用药物或其他手段，祛除致病因素或致病物质，使邪祛正安。其前提是审病求因，其目的是祛除病因。

任何疾病的发生和发展总是通过若干症状、体征显示出来的。症状、体征是瑶医辨病的基本指标和因素，瑶医对这些具体症状、体征进行分析和归纳，找出根本原因，同时，考虑病人的体质，确定疾病的病位，区别不同的病理特性，进行治疗。

（二）适用范围

症状为病之标，病因为病之本，二者为因果关系。在疾病的发生发展过程中，既不会有症无因，也不会有因无症，不过或明或晦，尤当详辨明察。病因和症状的关系是辩证统一的，它们相互联系、互相依存，其表现形式往往很复杂。一种病因在不同的条件下，可以产生多方面的症状，而一个病症又往往是多方面的原因造成的。瑶医在临床实践中，极为重视病因的探求，详究病人的发病原因、起病经过及治疗情况。对一些病情复杂者，应当注意了解病人所感知的一些可能致病的原因，若这些原因与病症能够明确，就能提高诊断的准确性，从而进行审因论治，提高疗效。

（三）临床应用举例

探求病因的目的是治疗疾病，因此在临床上治疗疾病，就是要怎样祛除病邪，使病体恢复。疾病不是人体本身就存在的物质，疾病的产生是因为病邪袭人，其袭人途径有两条：一是自外而入，二是由内而生，积聚于体内。因此，治疗疾病，恢复盈亏平衡的状态，唯一的办法就是将邪气祛除。将病邪从人体祛除的途径有三，即从汗孔、鼻窍、下窍而出。祛除病因的常用方法包括取嚏、药物灸、蒸、熏、熨、针刺、放血、刮痧、梳乳、药浴等。

二、风亏打盈

（一）概念

风亏打盈是指在盈亏平衡理论指导下，通过各种药物及非药物疗法促使机体内部各脏腑之间恢复盈亏平衡状态及机体与周围环境之间的相互平衡。

（二）适用范围

盈亏平衡理论，揭示了机体是一个统一的整体，它认为人体要保持健康的生理状态，机体内外环境的盈亏平衡是关键，不但要求机体自身各脏腑之间的相互平衡，亦要求机体与周围环境之间的相互平衡。一旦这个平衡被破坏，机体的健康也就难以保持，人就会生病。盈则满，满则溢，溢则病，如脑出血、血山崩等症。同样，亏则虚，虚则损，损则病，如眩晕，贫血，哮喘等。

人生活在自然界中，机体与周围环境要保持相互的盈亏平衡，人才能少生病、增健康，如果这个平衡被打破了，人就会生病，所以治病不能忽视调节机体与周围环境的盈亏平衡。如秋季久旱无雨，易引起老年人呼吸道疾病，瑶医常用罗汉果炖猪肺等以湿润肺气来预防及治疗，多能收效。又如冬春天气久雨不晴，气候潮湿，常有湿气重的表现，即湿盈。湿盈会引起寒湿凝滞，从而导致风湿病。故在岭南冬、春季节风湿病为多发病，常用祛风除湿、活血散寒的方法治疗。例如，用风湿药物煎水熏洗或药浴，以消除机体内多余的寒湿之气，预防或治疗风湿病。

再如洪水也是自然界中各因素之间盈亏不平衡所导致的结果，随之机体与自然界的盈亏平衡被打破，所以洪水过后常引起疾病的发生。此外，注重调节机体与自然界的盈亏平衡还表现在冬补、夏消、春燥、秋润的饮食特点上，这样就能预防疾病的发生。

（三）临床应用举例

将药物分为风药及打药两大类，对于盈症的治疗，以打药为主；治疗亏症，则以风药为主。临床具体运用时还根据不同脏腑的盈亏，选用不同的打药及风药，有时是风打两类合理配伍，使药力更专更宏。瑶药最常用的“五虎”“九牛”“十八钻”“七十二风”归结起来也分风打两类，如早已流传在瑶族民间的一首药歌云：“五虎威振坐山中，寒热温平息息通。九牛力大强筋骨，益寿超过庞宜宗。十八武艺能掌握，哪怕猎物无钩弓。七二风名治百疾，留下后人去追踪。”“五虎”即入山虎、上山虎、下山虎、毛老虎、猛老虎。“五虎”在功用方面大多是打药，例如，入山虎常称“二半针、两面针”等，一是本药生长有刺，为正钩生长，方向朝向山川，如猛虎爪样；二是药性为攻剂，作用有如猛虎一样，故被命名为“入山虎”。功能清热解毒、活血消肿、止痛、散结杀虫，在临床上常用于跌打、风湿骨痛、胃痛、牙痛等症。“九牛”包括白九牛、红九牛、绿九牛、青九牛、黄九牛、黑九牛、紫九牛、橙九牛、蓝九牛。其功能主要是舒筋、通络、补肾。以紫九牛的原植物来核定，就是当今用在临床的血风藤、翼核果，功能养血固肾益精，舒筋活络，属风药。“十八钻”的用途主要是通达经脉，透利关节，对瘀阻、湿滞的患者较为适宜。“七十二风”用途极广，包括有寒热、温平、降泻、扶补，在临床配伍均有独到疗效，属风、打药。

瑶医学的用药的原则：一是盈则消，治疗盈症以打药为主（把药物分为风药和打药两大类）；二是亏则补，治疗亏症以风药为主。风、打两类药物合理配伍，使机体达到与周围环境及机体脏腑之间的盈亏平衡状态，这样就能祛除疾病，病体痊愈。

应用盈亏平衡理论治疗精神分裂在临床上收到了可喜的疗效。那些哭笑无常、弃衣而走、不辨亲疏的病人，是由于邪火攻心、上扰神明、邪盈而致，治疗宜解邪气、清心火、定神明，在用药上以打药为主。那些自言自语、木呆、生活不能自理者，是由于阴痰内阻（痰分为阴痰、阳痰两种，看得见、吐得出的是阳痰，看不见、吐不出的是阴痰）、心脑失养（即亏）所致，故治疗上以补心脑、养心神为主，正气充盈则阴痰自消，用药以风药为主。还有泌尿系统的结石病，这是肾气不足所致，因此，治疗上一改常规使用的破石软坚、清热利尿之品，而使用温补肾气之品，收到了很理想的溶石效果。

瑶医将乙型肝炎诊断为肝痨，认为它由肝气不足（亏）引起，摒弃了中草药主张使用的清热解毒的治疗方法而重用风药进行调补，选择滋补肝气的十全大补来治疗，取得了可喜的疗效。十全大补，又名“大补药、瑶老药、药王”，为萝藦科黑鳗藤属假木通的全株。为藤状灌木，生长在海拔 600 ～ 1000 米的山谷树林中。味苦微涩，性微咸，有通经活络，补血补气之功。它在众多的瑶药中占有极其重要地位，是瑶医在临床上治疗贫血、产后血虚，月经不调、闭经、不孕症、产后恶露过多、四肢酸、肺结核、病后体弱，神疲乏力等症的主药。

三、治求专方

（一）概念

治求专方是在识别疾病的基础上，按照所辨疾病的不同而施以相应固定不变的主方进行诊治。瑶医治病着眼于疾病变化的基本规律，在治疗上注重寻找每个病的主方，即一疾病一主方，专病专方，使之更好地趋近疾病本质。

（二）适用范围

所谓“病”，通常是指人体机能或形态的异常变化或病理形态的诊断学概念。任何疾病都具有自身一定的发展规律及病情演变的大致轮廓，在治疗上有一定规律可循，即每个病都有每个病的基本病因、病机、变化规律、主要治疗方法及专门治疗药物。因此，在治疗过程中强调首先要辨明疾病，即辨病，使用专方治疗，并贯穿于整个治疗过程的始终，不轻易更方换药。如果在治疗过程中出现不同的兼杂症，则在主方基础上灵活加减。治求专方是对瑶医医疗实践中客观规律的高度概括和总结，是对瑶医临床治疗经验的升华。治求专方经过了长期医疗实践的检验，反映了带有普遍性的规律。

（三）临床应用举例

治求专方在临床应用中，有一定的特色。首先，治求专方有助于提高临床疗效。以久经考验、行之有效的专方来治疗疾病，可以减少在临床工作中的盲目性，保证了疗效。其次，治求专方也有助于提高医生的技术水平，避免了一些人胸无定见、以人试药、以药试病现象的发生。如坐骨神经痛，应用瑶药接骨金粟兰方①治疗；肩周炎，应用瑶药两面针方②治疗。

四、恶病不补

（一）概念

恶病不补是指对于病情重、发展快、难治疗、预后不良的一类疾病，主要的方药不宜采用补药进行治疗。

（二）适用范围

恶病毒重邪深，危害人体迅烈，且不易祛除。因此，欲治恶病，必以猛药方可奏效。此点正合金元中医名家张从正的攻邪名论："邪去则正安，邪未去补之足以资寇。"而恶病不论正气强弱均以毒邪深陷久恋为主，治疗自始至终亦应以祛毒除邪为重，且不可执迷于"正气存内、邪不可干""正胜自能祛邪"之论，而滥施补药，贻误病情。

恶病初期轻症多易被忽视，施用轻浅之药当然不足以拔除毒邪之根，故往往愈治而病愈甚，终至不治。而晚期虚症多被误治，施用补益之品不仅正气未复，反倒使邪气张狂，最终还是徒然。对于恶病的虚实判断，应当不循教条之理，而应明确恶病不论初期和晚期，均以邪实为本。因为此类恶病，邪气盛是一直持续始终的。初期症候轻浅时，毒邪便已根深蒂固，而至晚期，虽正气虚衰，但是毒邪却炽盛不退，虽有精气夺之虚象，但绝不可视为纯粹虚症。既然邪气炽盛自始至终存在，在疾病诊断治疗中，祛毒伏邪便应自始至终作为要法，以此解决疾病的主要矛盾，否则，应用补药，势必助邪误病。

① 接骨金粟兰方：瑶药方。组方：接骨金粟兰、飞天、槟榔钻、黑老虎根、钻骨风、青风藤、南蛇藤、牛大力、千斤拔等。

② 两面针方：瑶药方。组方：两面针、四方藤、宽筋藤、透骨草、海桐皮、苏木等。

恶病之虚不似常病之虚，常病之虚无邪盛之实，理虚扶正自可收效，而恶病之虚多伴实邪，补之不仅无益，反而有害。治病之道，贵在有效，而有效之方药，必有至理存焉。或有人质疑，虚乏之身不耐攻击，攻伐之药，有病者病受之，无病者人受之。而恶病邪盛，正宜攻伐以除之，若仅仅虑及虚实补泻之教条，不能灵活体会应用，虽理近至道，则实而误人。

（三）临床应用举例

如各种恶性肿瘤和红斑狼疮就属于恶病范畴。这类疾病的潜伏期、初期或无症状期可无任何不适，或者是有临床症状亦不能引起重视，如咳嗽、胸痛、咽喉肿痛、腹痛、泻泄、关节疼痛等。从症候性质方面多难以判断准确，而只有通过现代理化检查方法才能明确疾病的严重程度。在治疗过程中，由于症候轻浅，一般医生多以普通对症药治疗。实践证明，普通对症方药在施治中往往效果不佳，随着时间的推移，病情反而会逐渐加重，直至最后达到危殆不治。迨至晚期，各种恶性临床表现接踵而至，病邪久恋不去，且日渐炽盛，消耗人体使之日衰，虽然内在邪气盛实，但外在症候表现却是一派虚弱之象。此时治疗，往往会因病人体质不堪攻击而多用补药，很少会使用大剂攻伐之品。然而正由于此，却多使正气未见其复，反使邪毒日盛一日以至于不可遏制。大量实际经验证明，以补药治恶病者，极难收到理想的效果。

五、捉母擒子

（一）概念

捉母擒子是指以治疗原发性疾病（母）为主，兼顾治疗继发性疾病（子）。主症是纲，治疗主症则纲举目张，附属于主症的兼症、变症、夹杂症等，也就自然而然迎刃而解。捉母擒子治疗原则，实际上就是抓主要矛盾、画龙点睛之法。

（二）适用范围

由于疾病在发生、发展、传变过程中，不可避免地会出现主要病症与次要病症，因此在临床治疗时，应先抓主症。主症是指决定全局而占主导地位的症候。次要症状主要包括兼症、变症、夹杂症。兼症指附于主症的兼见之症。变症指误治之后，使原来的主症一变而成另一症状。夹杂症则可因人的体质不同，感邪虽一，但发病则异；或是先有宿疾，后感新病，则老病与新病，本病与标病，表病与里病交叉出现。由一种主病引起其他继发性疾病，二者相兼出现或并存时，因其症状复杂，表现形式多样，既有原发性疾病又有继发性疾病，甚至有时继发性疾病的症状表现比原发性疾病更典型、更突出、更严重。因此，在临床上处理这种复杂情况时，应当遵循捉母擒子的治疗原则，即以治疗原发性疾病（母）为主，兼顾治疗继发性疾病（子）。

（三）临床应用举例

例如，皮肤科中治疗寻常疣时，因寻常疣发展快、传染性强，寻常疣很多，这时，往往抓住皮肤上最早、最大的一颗寻常疣（母疣），来重点治疗，在治愈母疣后，子疣往往随后消失。

第二节　治疗总法

一、解毒祛邪法

解毒祛邪法是瑶医学的治疗大法之一。瑶医对毒有相当深刻的认识。毒在临床上主要表现为具体的中毒，如蛇毒、药毒、虫毒、食物中毒等，以及由痧毒、瘴毒、湿毒、风毒、蛊毒等毒邪引起的以溃烂、红肿、热痛、肿瘤、疮疔、黄疸等为主要表现，机体器官受到损害，功能障碍较为严重的一类疾病。针对邪毒的起因、种类和性质的不同，而选择不同的解毒药及解毒方法。一般来讲，瑶医外治法对于解毒祛邪，有阻断、化解、排毒三种方式。首先，拔罐、熏洗可初步阻断毒邪入侵，使之不再伤害人体。对于化解毒性，瑶医多以药敷、药浴、熏洗或兼以内服解毒药的方式进行，使药性进入人体，进而化解毒邪。在化解毒邪的同时，可适当地加以拔罐、刺血，或配合内服排毒药，以达到排毒的目的。

临床上，解毒祛邪法主要包含两大方面的内容。

（一）毒药及解毒药的运用

瑶族先民很早以前就懂得运用各种毒药甚至制造毒药用于狩猎、战争及医疗，如用水银、雄黄、钩吻、乌头、巴豆、杏仁、斑蝥等。据古籍记载，这些毒药在瑶族地区早已普遍运用于临床。唐代的《本草拾遗》就记载了瑶族地区使用菌药烧灰治疥疮、用鸠喙解蛇毒、用蜈蚣治风毒和热毒的经验。现代桂北地区的瑶医，用草药山栀子根、甘蔗蔸、野角麦、黄饭花等煎水内服以清解湿毒，治疗黄疸型肝炎；用铁帚把根、马蹄菜、鱼腥草、山槟榔等内服以清热解毒，治疗痢疾。瑶医还运用解毒药治疗毒邪甚极的阴疮（肿瘤），如用断肠草、钩吻、岩黄连等治疗肝癌，用山豆根治疗肺癌、鼻咽癌、膀胱癌，用独脚莲治疗肝癌、胃癌、子宫癌、肠癌等，有一定的疗效。

（二）外治解毒治疗方法的运用

临床上，针对邪毒起因及其种类和性质的不同，选择不同的解毒药及解毒方法，使毒邪被化解排出。外用多采用药敷、熏洗、刺血、刮痧、拔罐等方法，激发人体正气，阻断邪毒内侵之路，从而达到排毒的目的。广西桂北地区，瑶医用刮痧法配合草鞋根、救必应、卜芥等以解痧毒，治疗蚂蟥痧；用瑶药液浸泡过的药罐在特定的穴位上拔罐以排毒，治疗风湿类疾病；用鸡冠花、鸡公苋、塞鼻子树、红牛藤等内服配合足浴以化淋、利湿、排毒，可治疗热淋、石淋等病症；用通草根、鬼针草、金银花内服，以小毛蒌、山花椒叶、路边菊适量，共捣烂加桐油外敷治疗化脓性阑尾炎。

解毒祛邪法在妇科、外科、皮肤科、儿科等临床工作中也应用颇多。如用扛板归、白花蛇舌草、蒲公英、三角泡、马缨丹煎水熏洗、坐浴，治疗阴道炎、慢性宫颈炎；用鬼针草、百花丹叶、节节草、红毛毡外敷，治疗乳腺炎；用地龙、芭蕉根、金竹根、鱼秋蒜等内服，治疗小儿高热；用万年青煎汤熏洗，再用五倍子炙干燥后研末外敷，治疗外科脱肛。

二、启关透窍法

扶正为治疗疾病的首要任务，只有单纯的正气不足时才能用扶正方法。邪未祛就扶正易滞邪于体内，导致病邪祛除不尽，疾病缠绵迁延。启关透窍法充分体现了瑶医的这个法则。人体五官九窍以畅通为用，不通则病。具有通利窍道、祛风化湿，将积聚于体内的病邪祛除至体外的方法，便是启关透窍法。启关透窍法包括发汗透表、宣通鼻窍、泻下通便诸法。

（一）发汗透表法

发汗透表有开泄汗孔的作用，可使停留于皮肤表层的邪气通过开泄的汗孔而排泄出去。适用于恶寒、发热、头痛、身疼、无汗或汗出不畅，或咳嗽，舌苔薄白，脉浮等病症。如治疗感冒头痛，可用地肤子和生姜一起捣烂，热酒冲服，汗出即愈。

（二）宣通鼻窍法

宣通鼻窍法，通过鼻腔吸药、吹药、塞药、滴药、灌药、涂药或内服药物等方法，可取得通利鼻窍的效果，对某些危急重症，甚至有急救复苏的作用。如治疗鼻菌过多，可用胭脂棉，石膏，烧炭存性，研末吹入；治疗鼻窍壅塞不利、气不通畅、嗅觉失灵、头痛、鼻塞、流浊涕，应用通利鼻窍之品，可迅速祛除病痛；治疗晕厥，将少量鹅不食草细末撒入患者鼻窍，使其发生刺激性喷嚏，即可苏醒。

（三）泻下通便法

泻与通便法具有将肠中燥屎、邪毒通过下窍排出体外，使大便通畅、下窍通利的功效。适用于腹部胀满、腹痛、大便不通等病症。如医治大便不通，可用莲须、葱白 3 根、淡豆豉 7 粒，共捣烂，贴肚脐上，纱布胶布固定，不久大便可通。

瑶医医道中体现启关透窍法的治法，还包括熏蒸疗法、热熨法、鼻疗法等。需要注意的是，应用启关透窍法时，注意避免太过，太过则会导致体内汗液、水液过分外泄，甚至导致血液溢出，阴精滑泄无度。

三、穿经走脉法

穿经走脉法针对病邪凝滞筋脉、筋脉不通、筋骨疼痛等疾病而设。穿者，贯通、宣通、疏通也，指由此端至彼端，中无阻隔。穿又有通顺的意思，指往来、交接。穿经走脉法具有宣通气血、消除凝滞、舒筋通络等功效，对于维持正常的生命活动，保证机体内外环境的协调统一起到重要的作用。筋脉具有运输气血、联系脏腑、贯通上下、沟通内外表里的功能。筋脉通畅无阻是人体生命活动的基本生理特征。在发病过程中，病因可有痧、瘴、蛊、毒、风、痨、瘀、寒、热等不同，但这些病因引起的病邪凝滞于筋脉是最基本的病理过程。滞则病，通则调，调则病愈。穿经走脉法治疗疾病的根本就是调理筋脉，增强筋脉对各种生理、病理物质的运行与推动作用，开闭、掘塞、疏通筋脉，从而治愈疾病。

穿经走脉法的具体治疗手段包括药物灸法、梳乳法、刮痧法、挟药推刮疗法、放血疗法等。

（一）药物灸法

瑶医学的药物灸法与中医学的非艾灸法的烟草灸、线香灸、灯火灸一样，作用机理都是借灸火的热力给人体以温热刺激，通过筋脉、腧穴，达到疏通筋脉、调和盈亏、调理气血、扶正祛邪的目的。

（二）梳乳疗法

瑶医的梳乳疗法是先用瑶药水煎外洗，再用木梳梳理乳房，以治疗乳房疾病的一种方法。瑶医梳乳疗法具有理气活血、疏通滞塞、排腐生新、散结止痛等作用，适用于急性乳腺炎、慢性乳腺炎、产后缺乳、产后乳汁充盈不出、奶结、乳房胀痛、乳腺增生等疾病。

（三）刮痧疗法

瑶医学的刮痧疗法是用铜、瓷匙、硬币、纽扣等钝缘面蘸植物油或清水，反复刮动，摩擦患者某处皮肤，以治疗疾病的一种方法。此法具有疏畅气血、开窍醒脑、解表驱邪、清热解毒、行气止痛、运脾和胃化浊、急救复苏等功效。适用于痧病、中暑、瘟疫、感冒、食物中毒等病症，以及风寒邪气侵入机体而引起的头晕、胸闷、恶心、吐泻、肢体痹痛等症。

（四）挟药推刮疗法

瑶医学的挟药推刮疗法以各种风症为治疗对象，采用推、刮手法，并配合药物推拿，使邪退正复或扶正祛邪，从而达到治病目的。此法具有疏通经络、活血化瘀、散经止痛、清头明目、开胸导滞、缓痉镇痛等功效。适用于感冒高热、小儿急惊风、小儿慢惊风、风湿痹痛、跌打损伤、闪腰、眩晕、胃脘不适、颈椎病、落枕、腰肌劳损等病症，特别是对小儿急惊风、小儿慢惊风效果更佳。

（五）放血疗法

放血疗法是用三棱针刺入络脉，使之溢出一定量的血液，使邪随血而出，祛瘀通闭，令邪气外泄，腐去新生，以治疗疾病的一种疗法。放血疗法具有疏通筋脉、化瘀活血、解毒清热、止痛消肿等功效，适用于上呼吸道炎症、高血压病、心脏病、肝炎、胆石症、三叉神经痛、疖肿、痛经、不孕症、癫痫、耳聋、眩晕等疾病。

四、泻热逐邪法

泻热逐邪法是指用寒凉性质的药物来治疗邪热病症的方法。泻热逐邪法具有清热、透热、解毒、凉血等作用，通过祛除邪达到保阴、止渴、除烦、止血的目的。临床上，泻热逐邪法适用于一切热性邪毒引起的疾病。尤其在治疗痧病、瘴病等外感热性病症时，泻热逐邪法得到了充分的运用。

痧病患者以胸腹满、腰腿酸痛、皮肤透发斑点、不思饮食、食之无味等为主要临床表现。其发病机理是机体内虚，抵御力减弱，秽浊、疠气乘虚而入，使机体气血凝滞、运行失常而发病。发病机理上，虽然有气血亏虚为内在因素，但痧毒是一种暑热湿秽之邪气，治疗当先攻后补。治疗初期，必用攻法，因此民间有“痧无补法”之说。清代王凯在《痧证全书·卷上·痧无补法第二》中云：“痧者，厉气也。入气分则作肿作胀，入血分则为蓄为瘀，遇食积痰火则气阻血滞，最忌热汤热酒。不论犯者虚实，皆以有余治，绝无补法。”

痧病既然是一种时邪外感病，也与伤寒、温病等一样，有一个传变过程，有一个由表入里、由轻至重的过程。《痧胀玉衡·卷上》曰：“痧在肌肤，当刮即刮；痧在血肉，当放即放；痧在肠胃经络与肝肾之阴，当药即药。若痧气肆行，不拘表里，传变皆周，当三法兼用。”

痧病的发病过程及治疗，可分为以下几个阶段：

痧毒在表：为初起阶段，微恶风寒，头昏脑涨，全身胀累疼痛，皮肤痧点，微感麻栗，舌苔薄黄。治当刮痧、浴痧、熏痧等，使邪从表而出，不致外邪内陷。一般经一两次治疗即可康复。

痧毒在经络：全身胀累，筋肉挛急或抽筋，皮肤痧点深红或紫红，舌稍灰，症状较痧毒在表阶段为重，可用钳痧、放血、挑痧等方法治疗，使痧毒外泄。应该多治疗几次，务使毒尽。

痧毒入营血分、入脏腑：全身胀累感加剧，头痛剧烈，烦躁不安，面红目赤，痧点明显，色紫黑或隐入肌肤之内，神昏谵语，舌质灰蓝，舌苔黄等，以内服消散痧毒药为主，如蟾酥痧药丸、行军散、紫雪丹、犀角地黄汤等。腹痛明显，吐泻不能者，可以盐汤探吐或泻药导下通滞，配合刮痧、放血、熏痧、浴痧等外治法，可加快疾病向好的方面转化。

总的来说，治痧宜早不宜迟，宜尽不宜留，用药宜多不宜少，宜调节饮食，以易于消化的清淡饮食为佳，忌面食、肉类、蛋类以及其他油腻、热汤、热酒等。

瘴病是分布在岭南地区的以疟疾为主的一类热性传染性疾病。《后汉书·马援传》记载："出征交趾，士多瘴气。"马援南征时，"军吏经瘴疫死者十四五"，说明岭南地区瘴气危害之甚。隋代巢元方的《诸病源候论》记载："夫岭南青草黄芒瘴，犹如岭北伤寒也……瘴气在皮肤之间，故病者有头痛、恶寒、腰背强直。"《岭外代答》记载："盖天气郁蒸，阳多宣泄，冬不闭藏，草木水泉皆禀恶气，人生其间，日受其毒，元气不固，发为瘴疾。"《本草纲目·卷三·疟》将瘴归为疟之一种，谓："瘴疟，同知母、青蒿、桃仁煎服。"治疗瘴病以清热解毒、调理气血、祛邪外出的攻泻方法为首选。

泻热逐邪法在临床内科、外科、妇科、儿科和五官科等均有广泛应用，在此不一一细述。

五、添火逼寒法

添者，增添也；逼，逼迫也。添火逼寒法是针对外侵之寒、内生之寒、湿痰寒痰、寒凝阻滞筋脉、瘀血阻滞经脉而采取的一种治疗方法。其作用以散寒温通为主，具体治疗方法包括灸法、熏浴熨法、灌法、内服温热药物等。添火逼寒法大多使用温热性质的温中散寒药，配伍芳香辟秽、辛散走窜的药来进行熏浴熨，或以灸法治之。

寒有自外而侵入者，也有从内而产生者。

自外而入的外寒，用药时应温热药与辛散药同用。温可助热，辛可散寒，二者相配，则蜷缩的筋脉得舒，气血流通无阻，全身内外孔窍开启，逼迫寒毒外逸。

从内而生的内寒，用药时应温热药与补益药同用。温可助热，补可扶正，二者相配，可使功能低下的脏器功能逐渐恢复，气血调和，阴寒内消。例如，瑶医治疗肾虚久泻，用补骨脂 5 克，烘干为末，猪腰子 1 个（去白筋油膜，破开），裹紧药末，蒸熟食用，数剂即可；瑶族民间医生治疗阴毒伤寒，下腹剧烈疼痛，用生草乌头为末，葱头蘸少许药末，纳入肛门，效果较好。

需要注意的是，使用温热药不可太过，否则易耗伤人体津液，出现津液灼伤，内生燥热之象。另外，要因时因人而异，盛夏暑热之时，温热药宜轻用；隆冬严寒之际，温热药应重用。小儿为纯阳之体，使用温热药宜慎之。

六、补气益元法

补气益元法针对正气虚损者而设的治疗大法，适用于脏器功能衰退、气血亏损之候。补法以扶益正气为主，能够增强体质，提高抵御病邪的能力，用之得当，可以振奋人体的正气，起到振衰起废的作用。除了内服方法之外，瑶医外治法中的灸法，也有温补的作用。使用补法时应注意：

首先，要辨明致虚的原因、部位、性质，分别采用不同的补法。按脏腑病位不同，有补心、补肺、补肝、补脾、补肾之异；亦可数脏并补，如心脾同补、肺脾同补、肺肾同补、肝肾同补、脾肾同补、心肾同补等。按气血虚弱不同，有气虚补气、血虚补血之异。

其次，要辨明是整体之虚或局部之虚，确定是何脏之虚，或为气虚，或为血虚。然后，根据具体情况，或单用一法，或两法同施，或补泻兼行。

如用败酱草、当归各 5 克，川芎、白芍、桂心各 3 克，治疗产后腰痛。方药中既有温补之品，也有少量寒凉之药，攻补兼施，照顾到产后体虚正弱，又要活血化瘀，纠治瘀血引起的腰痛病症。

最后，要注意身体的盈亏平衡状态。邪气盈盛而用补益法，可助邪，有“闭门留寇”之虞；正气亏虚不明显而过用补益药，又恐补益太过，壅滞气机。因此，不可滥用补法。

七、祛风散邪法

祛风散邪法针对风邪致病者而设，具有祛除肌表、经络、肌肉、关节等处外风，以及发汗解表、疏风散邪、窜透开痹、驱风解痉的功效。祛风散邪法常用于感冒、风湿性关节炎、类风湿性关节炎等病症。祛风散邪法的具体治疗以针刺法、灸法、熏浴熨法、灌法进行等为主。

瑶药学有著名的“七十二风”之分类，用以专治外风。风邪上犯头面则头痛，或口眼歪斜；从外侵犯皮毛，则恶风发热，或为风疹；入侵手足经络、肌肉筋脉，则手足痹痛，伸屈不利；风邪入侵脏腑，或为泄泻，或为燥结，或为气血郁结等。因此，风药是瑶医临床上常用的药物之一。

（一）疏风散邪

该疗法适用于风邪上窜头面所致的头痛、目赤肿痛、眉棱骨痛以及口眼歪斜等病症，风性轻扬、“伤于风者，上先受之”，故头面诸疾以风邪所致最为常见，需用轻清疏散之品。若属寒者，可用千条风[①]、狗达耳[②]、上山风（高山龙）、土防风等温散风邪药；属热者，可用野菠萝、慢惊风、路边菊、蔓荆子等凉散风邪药。临症之际，尚需根据经脉循行和气血盛衰的情况，配用瑶药引经药。以头痛为例：属上部太阳者，脑后上至巅顶部疼痛，其痛连颈项，可配大小钻、羌活；属阳明者，痛在额前，牵连目珠，可配白芷、刺鸭脚、鸡爪风；属少阳者，痛在头部两侧，可配上山虎、天麻、路边青；属厥阴者，痛在巅顶，可配藁本、三叉苦、通城虎等。

（二）发汗解表

该疗法适用于风邪侵犯体表引起的发热、恶寒或伴咳嗽、咽痛、头痛、肢体酸楚等症。风邪为外感病邪中最常见的，很少单独伤人，往往兼杂其他病邪，一起侵犯机体，挟寒者为风寒，挟热者为风热，挟湿者为风湿。其治疗取祛风辛散之药，开毛窍，达腠理，发其汗，使肌表之邪从汗而解。风寒外袭，常选用毛冬青、

---

① 千条风：瑶药名。该药的中药名为“小毛蒌”。

② 狗达耳：瑶药名。该药的中药名为“细辛”。

麻骨风、两面针、人字草、防风、羌活等发散风寒药；外感风热者，常选用天罗藤、野菠萝、黑节风[①]、过墙风[②]、荆芥等疏散风热药；外感风邪夹湿者，选用羌活、独活、苍耳子、苍术、半风荷等祛风散湿药。

（三）消风止痒

该疗法适用于风邪阻滞而出现风疹瘙痒者。痒自风来，故常用麻风草、苦李根、急惊风、荆芥、南蛇刺等，以祛风邪。若兼湿热相搏者，宜配熊胆木、海桐皮、金线风、扛板归、炮桐木、苦参、滑石等清热利湿药。夹有瘀热者，当用牡丹皮、白金果榄、藤黄连、马鞭草、野芥蓝、蒲公英、赤芍等凉血药。阴血耗伤者，应配九股牛、生地、吊水莲、何首乌、五指牛奶、盘龙参等补阴养血药。

（四）窜透开痹

该疗法适于久治不愈之痹症，久痛入络，络脉凝瘀，则筋脉挛痛，屈伸不利，宜在疗痹剂中佐以辛散窜透之品，如透骨消、红蓖麻、过山风、五味风、威灵仙、九牛入石、小凉伞、伸筋草、马钱子等。配用虫类药，如蟑螂、全蝎、土鳖虫、地龙、蜂房、蜈蚣、蚂蚁、乌梢蛇等，效果更佳。

（五）祛风胜湿

该疗法适用于风湿痹病。其病是风、寒、湿之邪侵犯机体而成。当先用温散风邪之药，如吹风散、上山虎、枫寄生、三块瓦、独脚风、九节风、金刚根、爬墙虎等。再配用小发散、十八症、走马胎、一身暖、半风荷、豨莶草、藁本、土防风、忍冬藤、黄芪、鸡肠风、牛耳风、红药等益气养血之品，扶正祛邪，标本同治，效果更好。

（六）升举清阳

该疗法适用于清阳下陷，脾不运湿引起的泄泻等病症。下陷者宜用风药升之，故需选用砂仁草、沉杉木、高山风、慢惊风、毛算盘、羌活、防风、山苍子根等风药以升举清阳，使湿浊自降。泄泻有偏虚偏实之别。治气虚下陷，脾被湿困者，当配补气升阳之五爪金龙、吊水莲、黄芪、鸡矢藤、牛大力等；治湿困中焦、浊

---

① 黑节风：瑶药名。该药的中药名为“山薄荷”。
② 过墙风：瑶药名。该药的中药名为“臭牡丹”。

气不降者，当配燥湿健脾之饿蚂蟥、古椒亮、苍术、茯苓等。

（七）辛润散风

该疗法适用于风燥病。风与燥相结合，侵犯机体引起的病症称为“风燥病”。盖风和则血裕，风淫则血燥，故配方用药时既要逐邪，又要润燥补阴，补血活血，这样才能达到血和风去的目的。中医亦云：治风先治血，血行风自灭。所以应选用兼有滋润作用的风药，如牛膝、秦皮、蚂蟥七、木茯苓、牛大力、防风等，以辛润散风。若治热盛血燥者，可配清热养血之水浸木、水蚕根、虎杖、白狗肠、当归、元参、生地等。

（八）驱风解痉

该疗法适用于破伤风、小儿惊风等疾病。破伤风，乃风毒侵入皮肤伤处，阻滞经脉而致。风主动，此为外风引动内风所致，故其症多见牙关紧闭、四肢抽搐、身体僵直、角弓反张等，可选用过山风、白附子、川乌、了哥王、天南星、三钱三、四块瓦、羌活等药治之。

八、宣散郁火法

该疗法适用于火郁病。如肝火郁结，瑶医多用清热泻火之龙胆草、山芝麻、过江龙、马鞭草、狗肝菜、山栀子，或石膏、黄连。再根据火性炎上，当顺其性而宣散的原则，在方中适当配用瑶医祛风药，以宣散郁火，使肝火外越，即《瑶医临证》中提到的“火郁发之”之意。郁遏甚而火热轻者，可选用温散风邪药，如两面针、细辛、小毛蒌、吹风散、防风等；火热甚而郁遏轻者，可选用凉散风邪药，如急惊风、过墙风、鱼腥草、黑节风、僵蚕等。

九、疏肝解郁法

该疗法适用于肝郁病。肝属木而喜条达、恶抑郁，若情志不畅，气血郁结，宜选用柴胡、郁金、朱砂苓、九龙胆、老鼠拉冬瓜、战骨、枫树皮、川芎等风药，以调节周身气血、阴阳，使肝气舒达，其郁自解。常配当归藤、活血龙、白芍、吊水莲、少年红等养血之品，疏肝气而不致太过，养肝血而不致凝滞，以达散中有补之功效。

十、导滞开结法

滞者，郁滞、壅滞也；结者，结块也。导滞开结法是针对结滞于里的有形之物，或排除于外，或消融于内的一种治疗方法。

对于壅结于里的燥屎、瘀血、水邪、停痰、食积、肿块、坚积等有形之邪，应通内道，消积滞，采用消食导滞、泻下通便、化痰、化瘀、攻逐水饮、软坚散结等方法，通行气血，运输体液，使之流通无阻，驱除体内瘀积滞留的病理产物，使脏器功能协调统一，疾病自然远遁。如小儿初生，大便不通，瑶医称为“锁肚”，是由胎热之毒结于肠道所致，甚至引起大小便均不通畅，可用麻油 50 克，加入芒硝少许，煎沸后冷却，徐徐滴入口中，多收良效。药物外敷，也有导滞开结的作用，如治疗急性阑尾炎，脓毒郁滞于肠内，可用芒硝、芭蕉芯、地龙等一起捣烂，外敷于右下腹阑尾相应的腹部皮肤，配合内服药物，疗效颇佳。

使用导滞开结法要注意病势之缓急择法而用之。若病邪结滞于胃肠，闭而不通，情势急骤，宜使用力宏效著之品直接推荡胃肠结滞从粪门而出；若病邪停滞于体内，病势较缓，宜使用平和之品使之渐消缓散，如此对人体元气的攻伐不甚。同时，要注意病位，如断错患病部位，妄加用药，则有病之处未见药到，而无病之处反受药害，病未去而元气先损。此外，还要注意辨明病因，对因论治。若辨错病因，一味施以对症之品、治标之药，往往效果不佳。

十一、涩滑固脱法

涩滑固脱法是使用固涩收敛的药物，防止体内精微物质过度丢失，防止机体功能过度耗散的一种治疗方法。

涩者，止涩、收敛也。汗出不止，宜收敛固涩肌肤以止汗；久泻久痢，宜涩肠以止泻。固者，巩固、固摄也。久嗽不止，宜固其肺；久病遗精，则固其肾；小便不禁，宜固膀胱；大便不止，宜固肠道；汗泄不止，宜固皮毛。脱者，散而不收也，临床常见气脱、血脱、精脱、神脱等病症。汗出不止、下利无度、大便不固、小便自遗，均属气脱。便血不止、血出不停、妇女血崩，均属血脱。精滑不禁、津液亡失，均属精脱。幻视幻听、目盲耳聋，均属神脱。诸般脱象，者宜使用固涩收敛之品，敛其耗散。

涩滑固脱法临床上主要包括敛汗、涩肠、缩尿、固精、止血等法。

（一）敛汗

适用于汗出淋漓、面色苍白、心悸气短，或面色红赤、心烦等。药用小槐花、浮小麦等。

（二）涩肠

适用于大便滑脱不禁，或下痢脓血，或晨起即泻，身体倦怠，食少，脉虚无力等。药用酸藤子、番石榴叶等。

（三）缩尿

适用于遗尿、夜尿频多、或日间小便清长次数多等。药用桑螵蛸、白果、益智仁等。

（四）固精

适用于遗精、滑精、早泄等。药用九龙藤、金樱子等。

（五）止血

适用于各种慢性出血、大出血。药用小金花草、紫珠、田七等。

涩滑固脱法适应之症，多属亏症、病久者；凡盈症、急病、暴病，慎勿施用。临床应用本法时，也须辨别疾病之病因、病位、病性，与其他疗法配合使用，更为妥当。一般来讲，盈亏间夹或外邪未尽之时，不宜单独使用涩滑固脱法。

十二、兼多应杂法

兼多应杂法，是针对病理错综复杂的疾病，或不同疾病同时发生时，需要应用两种以上治法的治疗方法。

疾病在发展过程中，往往会盈亏交错，表里兼夹，许多病理过程并生共存，或同一患者可有两种以上无内在联系的疾病。在治疗时宜诸多方法联合使用，方能奏效。通过不同治法的组合，数管齐下，常能起到保证重点、统筹兼顾的作用。

过去，瑶族先民长期过着迁徙的生活，劳动方式落后，生存环境恶劣，气候寒冷潮湿，因而患病多由过劳致虚，反复感邪，体内湿、热、瘀、滞兼夹，盈亏状态交叉反复而错综纠结。因此，瑶族先民在长期的临床实践中总结出兼多应杂法，注意糅合温、清、散、疏、化、宣、导、渗、利、涩等诸种药性的药物于一方，配以瑶药外敷、外洗、拔罐、火攻、杉刺、陶针、针挑、刮痧、挟捏、蛋灸、艾灸、油火灯灸等，综合治疗，表里、上下、寒热、标本、盈亏并治，疗效显著。

第三节　瑶医特色治疗方法

一、瑶医杜闷倒

瑶医杜闷倒，即断肠草点烧，又名“瑶医神火灸法”，是利用植物的藤茎、枝、叶为原料制成药棒、药条或药球，点燃后熄掉明火，直接或间接（隔牛皮纸）灸灼在患部及穴位上并加以点压，使局部产生灼热或温热刺激，通过筋脉的传导作用，达到防病和治病目的的一种治病方法。临床上用于治疗外感风寒、风湿骨痛以及肿、痛、痒、麻等病症。

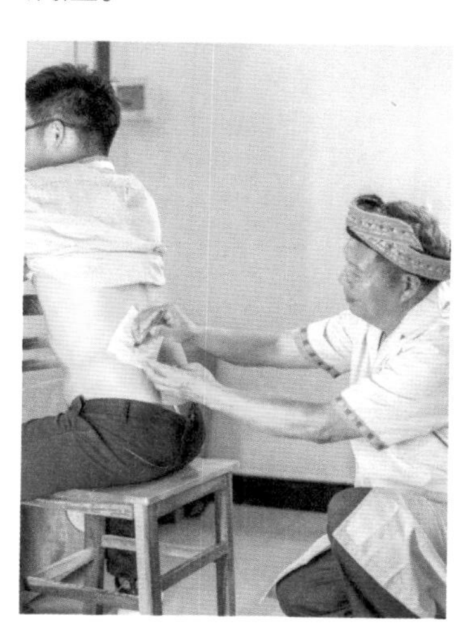

扫码观看

二、瑶医发泡药罐疗法

瑶医发泡药罐疗法，即运用瑶药浸煮的竹药罐，趁热迅速扣盖在发泡部位的皮肤上，加上热熏作用，使局部穴位血管得到扩张，血循环加快，改变周围血管充血状态，促进新陈代谢，使营养状况得到改善，增强了机体抗病能力和耐受力。主要用于治疗痧症、闷症[①]、风敌闷[②]等病症。

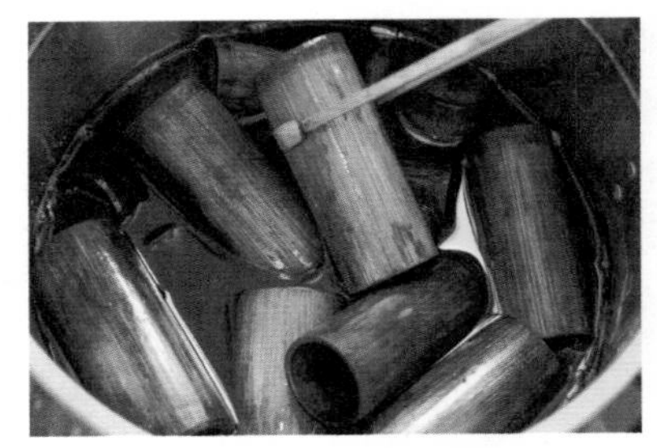

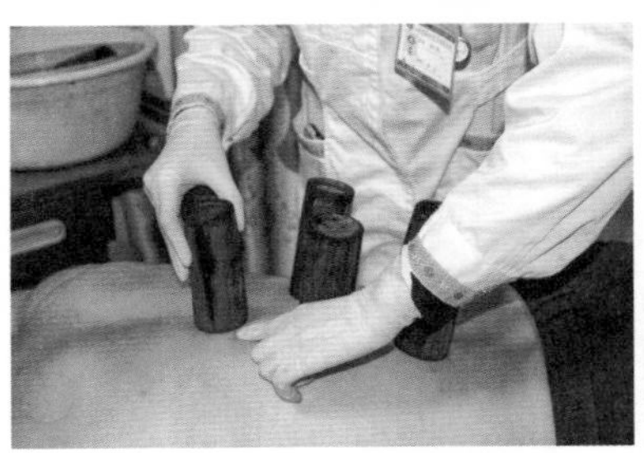

三、瑶医滚蛋疗法

瑶医滚蛋疗法，是指用瑶药煮制浸泡的禽蛋，在患者身体有关部位来回滚动，以达到穿经走脉，启关透窍，活血化瘀，舒筋通络的作用。通常用于治疗轻症的移症[③]、松节类病[④]、皮肤瘰症[⑤]、干症[⑥]、小儿干病[⑦]、小儿闹脚[⑧]。

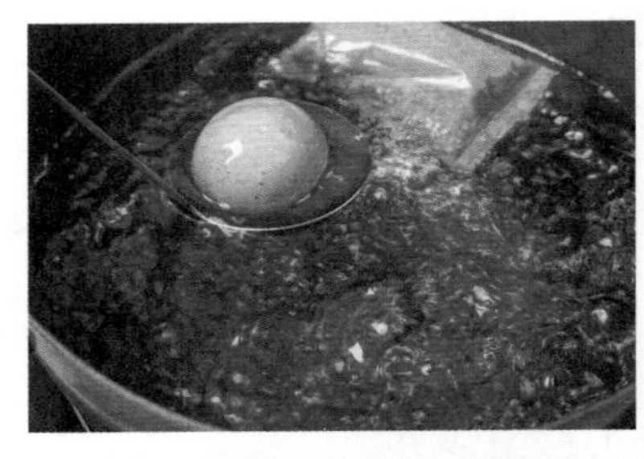

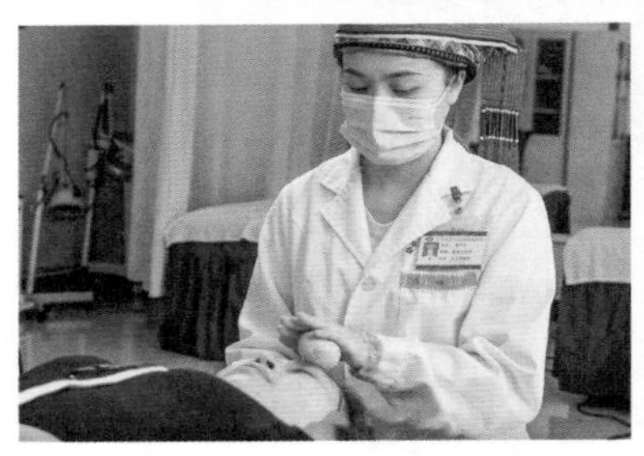

扫码观看

① 闷症：瑶医病名。相当于现代医学的痛症。
② 风敌闷：瑶医病名。相当于现代医学的风湿痛。
③ 移症：瑶医病名。相当于现代医学的感冒初期。
④ 松节类病：瑶医病名。相当于现代医学的关节酸痛、肿痛。
⑤ 皮肤瘰症：瑶医病名。相当于现代医学的皮肤肿胀。
⑥ 干症：瑶医病名。相当于现代医学的热症。
⑦ 小儿干病：瑶医病名。相当于现代医学的小儿黄水疮、肺炎、无名高热。
⑧ 小儿闹脚：瑶医病名。相当于现代医学的小儿消化不良、厌食。

四、瑶医梳乳疗法

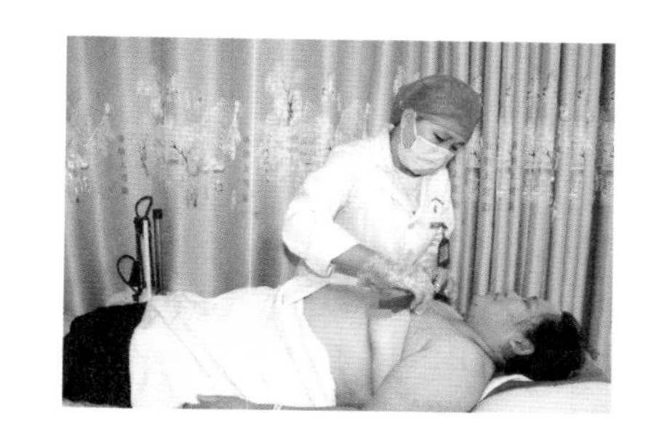

瑶医梳乳疗法，是指先用一些中草药水煎熏洗乳房后，再以木梳梳理乳房，以治疗乳房疾病的一种方法。具有理气活血、疏通滞塞、排腐生新、散结止痛等功效，主要用于治疗乳腺炎、产后缺乳、产后乳汁充盈不出、奶结、乳房胀痛、乳腺增生等乳房疾病。

五、瑶医刮痧疗法

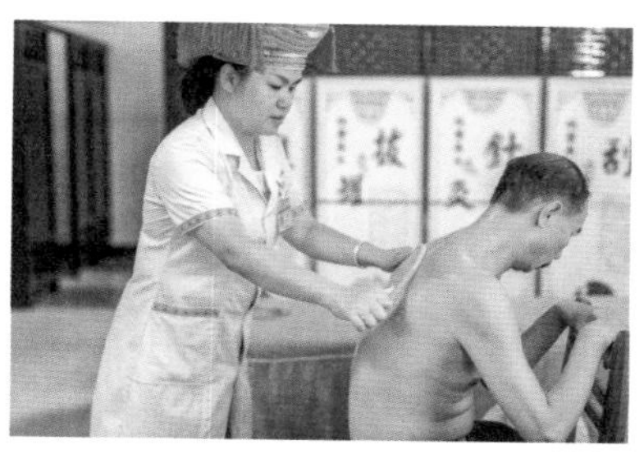

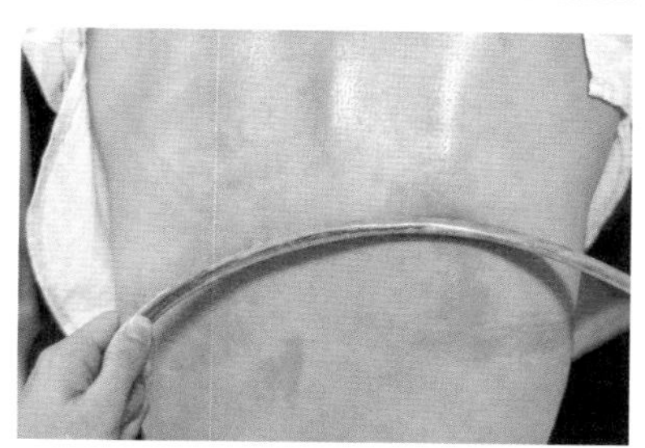

刮痧疗法是广泛流传于瑶族民间的一种古老的外治疗法，是指通过用马骨、铜钱、瓷匙、硬币、纽扣等钝缘物品蘸植物油或清水，直接或间接地反复刮动、摩擦患者体表皮肤相应部位，或用手直接撮、扯、拧、挤等方法来祛痧，或借助针具进行挑痧，具有疏畅气血、开窍醒脑、解表驱邪、清热解毒、行气止痛、运脾和胃化浊、急救复苏等功效。该疗法用于治疗绞肠痧、中暑、瘟疫、感冒、食物中毒等病症，风寒邪气侵入机体而引起的头晕、胸闷、恶心、吐泻、肢体劳痛等症，健康之人亦可应用，如工作劳动之余，精神不佳，全身酸痛之时均可。

扫码观看

六、瑶族药浴疗法

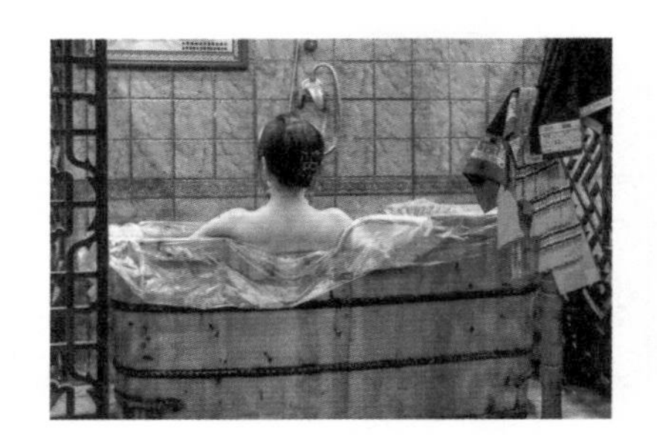

瑶族药浴疗法是瑶族人民独有的一种沐浴文化和古老的保健方式，采用的是大山里野生、新鲜、独特的瑶药，用药量一般为口服煎剂的 5 ～ 10 倍。方中多采用祛风毒、除湿毒、散寒邪、消肿痛的药物，经加热煎煮，药味析出于汤汁中，人体浸泡于药汤中，药液借助热力，具有祛风除湿、舒筋活血、解毒通络的作用。用于治疗风寒湿毒所致的恶寒、身痛、关节不利、手足麻木，因疲劳、跌打引起的皮肤肿胀、肌肉酸痛，风病[①]、妇女产后风等症。

扫码观看

七、瑶医食疗法

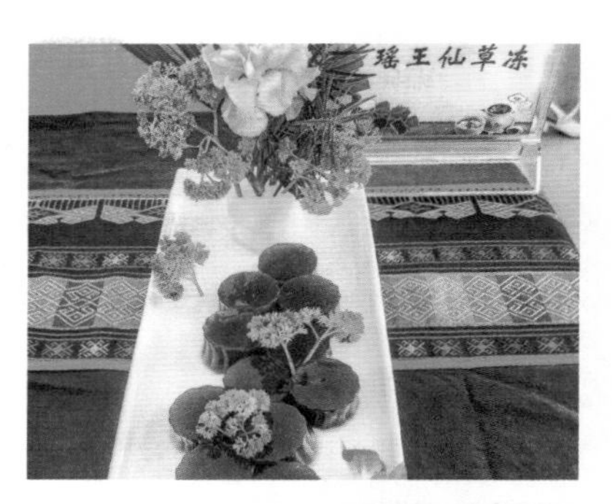

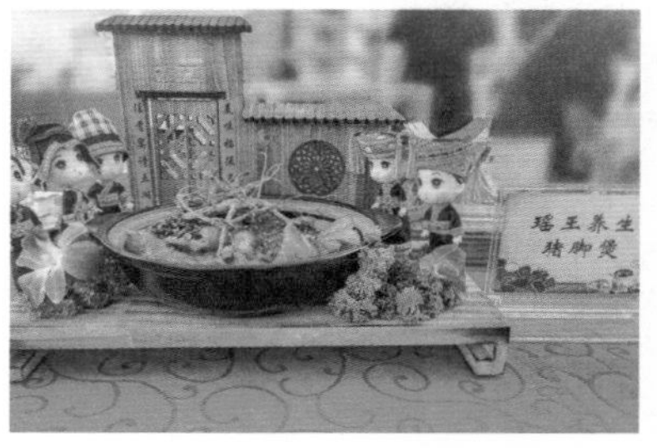

食疗，亦称“饮食疗法、食物疗法或食养”，是指通过调节饮食来防治疾病、强壮体质的一种方法。药食同用的目的，在于加强药物的疗效，减缓药物的毒副作用，可起到引经入络、扶正祛邪等功效。瑶医食疗是瑶族传统治疗方法之一，具有自身的民族、时代及地区特色。其中最具特色的有瑶家端午节药膳（包括菖蒲酒、鸡屎叶饼、田螺菜）、瑶族油茶、瑶族药粑。常用于治疗痛风、风湿病、产后乳汁缺乏、肾虚、慢性虚寒性疾病等病症。

---

① 风病：瑶医病名。相当于现代医学的风湿性疾病、类风湿等。

八、瑶医杉刺疗法

瑶医杉刺疗法的主要工具是杉树枝，利用枝上的叶刺对人体局部进行叩击治病。用时可取新鲜杉树一小侧枝，视病变部位的大小来选取杉树枝的长短，如病变在四肢或躯干的部位，杉树枝可选取长枝；如病变在头面部，则选取短枝。操作时以右手拇指末节及食指的中节握住树枝近端，运用腕部之力使杉树枝远端叩击患处，其刺激强度可根据不同患者、不同疾病、不同部位而选用轻、中、重不同的刺激强度。具有祛风、清热、疏通经络的作用。常用于治疗四肢的炎症性病变、热症、急症及麻痹症的治疗。

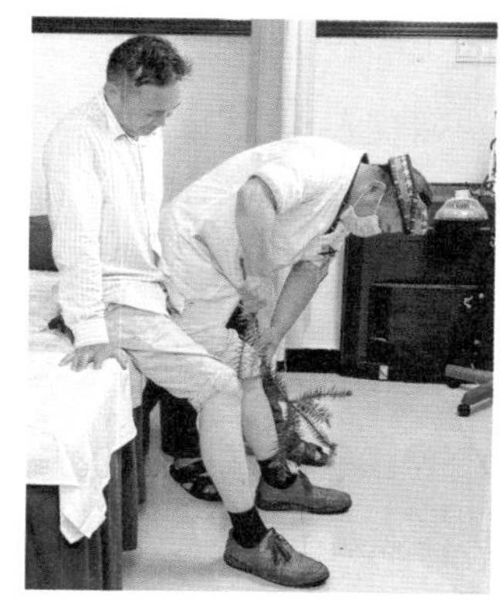

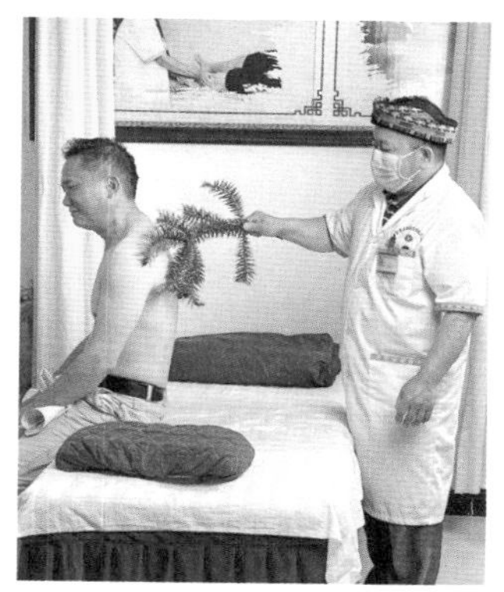

扫码观看

九、瑶医刺血疗法

瑶医刺血疗法，又名“瑶医刺络放血疗法”，针刺放血、放血术等。它是用三棱针刺入络脉，使之溢出一定量的血液，具有除邪毒、损盈调虚、止痛消肿、开窍醒脑、泄热救急的作用。主要用于治疗痧症、发热、高血压、眩晕、疖肿、三叉神经痛、风湿腰腿痛等病症。

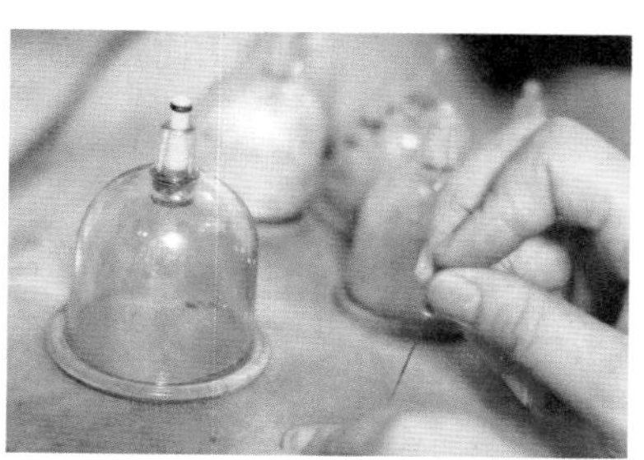

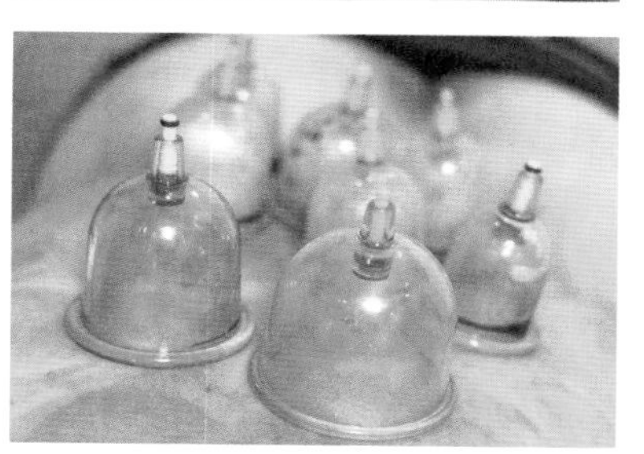

十、瑶医烧针疗法

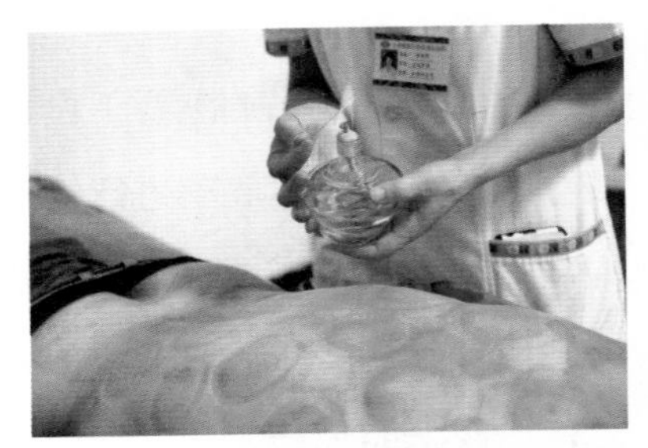

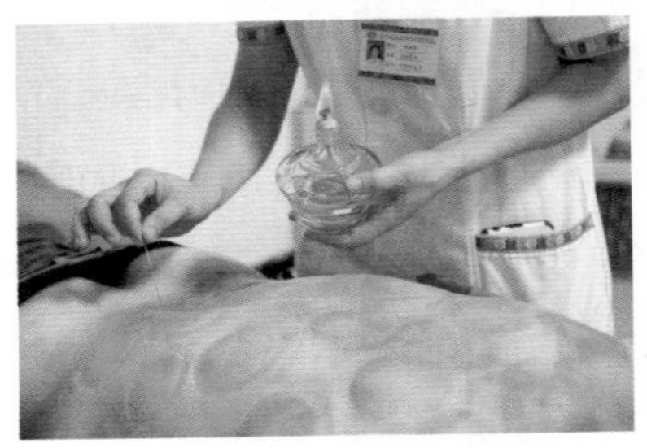

瑶医烧针疗法是将针直接用火烧红，快速刺入穴位，以治疗疾病的一种方法。具有温经通络、通络止痛、散结消肿、祛风止痒的功效。用于治疗关节痹痛、腱鞘囊肿、带状疱疹、红丝疔[①]、蜘蛛痣等。

十一、瑶医竹筒梅花针疗法

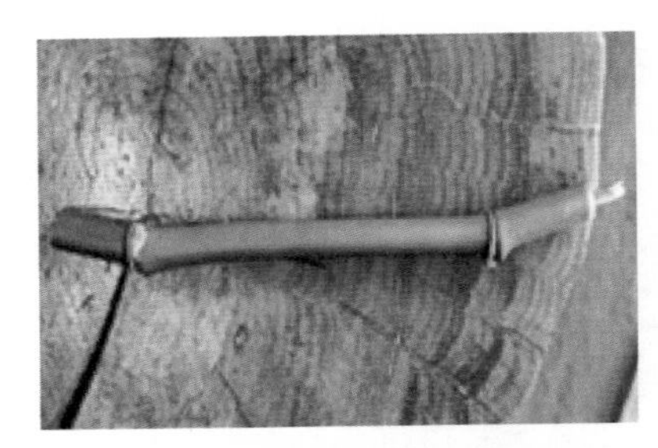

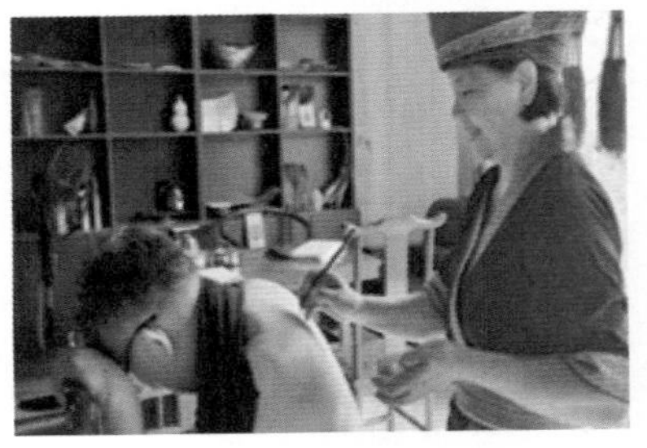

瑶医竹筒梅花针疗法是瑶医传统疗法之一。瑶医用竹筒梅花针施治时，按常规消毒，将浸泡好的药酒涂在人体叩打部位上，用竹筒梅花针蘸上药酒叩打。由于竹筒梅花针叩打刺激皮肤神经，加上药酒行血舒筋的功效，可促进中枢神经调节身体机能以达到治病目的。该疗法主要适用于治疗内风症[②]、类风湿关节炎、多发性神经根炎、沉佳倦[③]、肢体麻木等病症。

① 红丝疔：瑶医病名。相当于现代医学的急性淋巴管炎。

② 内风症：瑶医病名。相当于现代医学的中风后遗症。

③ 沉佳倦：瑶医病名。相当于现代医学的肩周炎。

十二、瑶医鼻药疗法

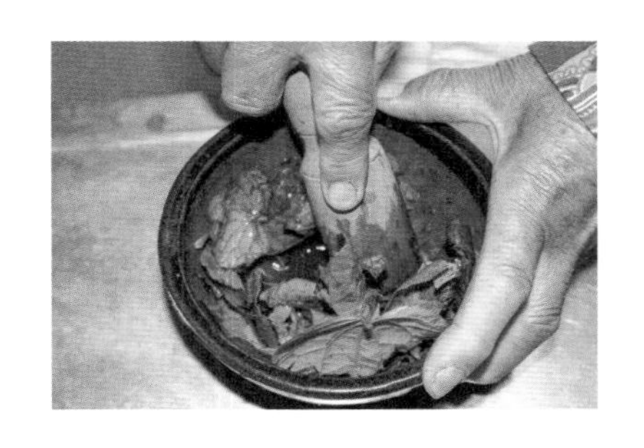

瑶医鼻药疗法包括塞鼻法、鼻吸法、鼻嗅法三法，是将药物制成一定的剂型，如散、丸、锭、糊、膏、吸入剂等，作用于鼻腔以激发经气，疏通经络，促进气血运行，调节脏腑功能，从而治疗疾病的方法。其中，塞鼻法是将药物研细，或加赋形剂，或做成栓子，或以纱布包裹，塞入鼻腔；也可将药物制成药液，以棉球蘸湿，塞入鼻腔，以治疗疾病的方法。鼻吸法是将一定的药物制成粉末吸入鼻内，使药末直接作用于鼻黏膜，以治疗疾病的方法。鼻嗅法是将药物制成粉末、或煎取药汁、或鲜品捣烂、或点燃药物，以鼻闻其气味而治疗疾病的一种方法。瑶医鼻药疗法具有祛邪杀虫、化痰散结、止血消肿的功效。适用于治疗疫毒、瘴气、湿毒者，亦可治疗疟疾、散胆[①]、乳痈、目疾等疾病。

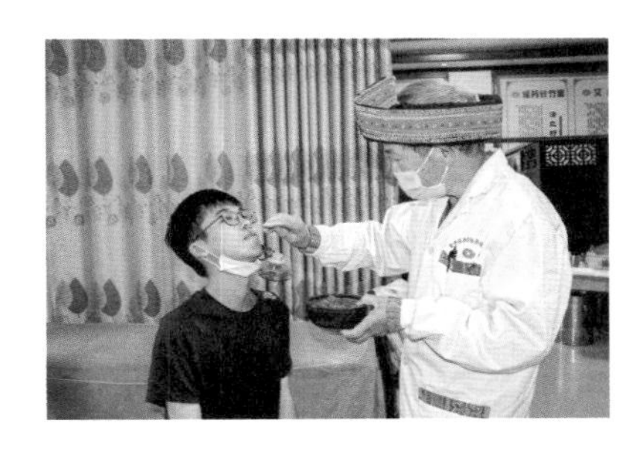

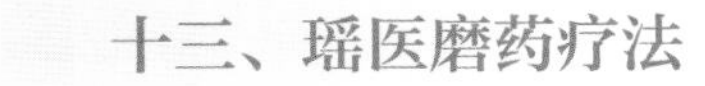

十三、瑶医磨药疗法

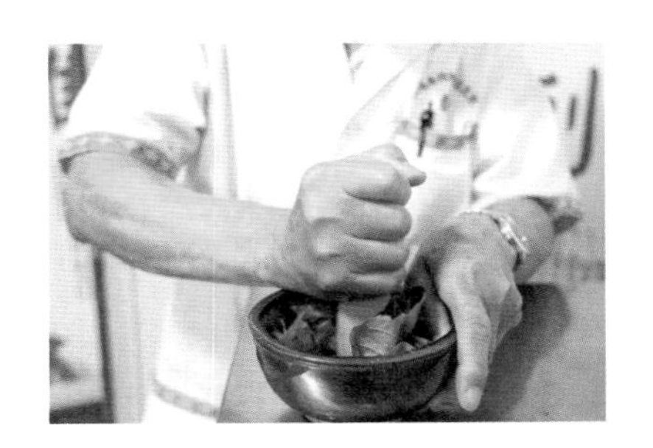

瑶医磨药疗法是用原生药材的根、茎、果实，或用甲壳、石骨等，在水、醋、酒中直接磨成药汁服用，从而达到治病目的治疗方法。具有风亏打盈、启关透窍、活血化瘀、消肿止痛的作用，适用于治疗某些急重症，如小儿惊风、脱症、厥症等，以及外伤性疾病，如肢体扭挫伤、筋伤、骨折外伤、水肿等。

① 散胆：瑶医病名。相当于现代医学的黄疸。

十四、瑶医熨法

瑶医熨法，又称“热敷熨法”，是将发热物体、药包贴敷于人体的某一部位而进行治疗的方法，具有解毒、消肿、驱寒湿、减疼痛、除疲劳之功效。主要适用于治疗哮喘、胃脘痛、乳痈、跌打损伤、肌肉劳损、胁闷症[①]、风疹瘙痒、毛虫伤、化出[②]、吹乳[③]、阴挺、闭经、鹤膝风、五迟症、痄腮、脱肛、酒糟鼻、涕化毋通[④]等病症。

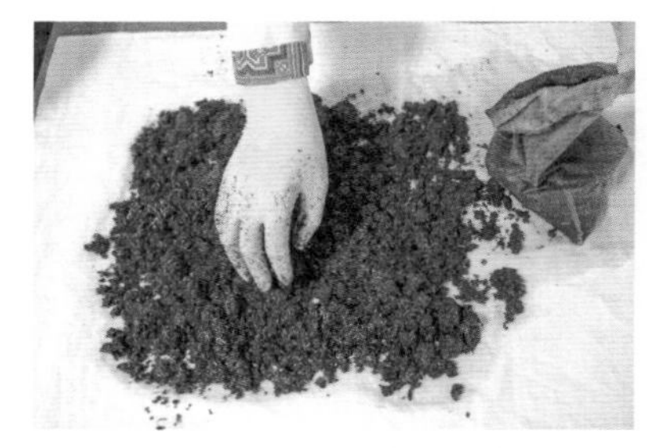

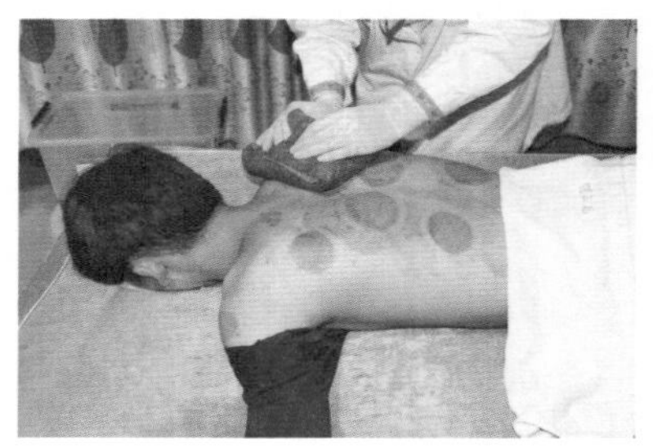

十五、瑶医佩药疗法

瑶医佩药疗法就是通过患者系挂药物香囊、香袋等，以达到芳香辟秽、祛邪解毒、清热消肿、散风止痒、安神定志的作用，适用于感冒、时疫、瘟疫、小儿疳积、鼻炎、小儿久痢、风疹等病症。

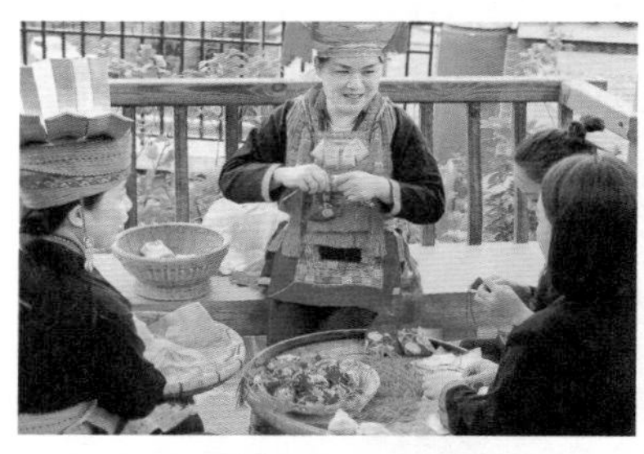

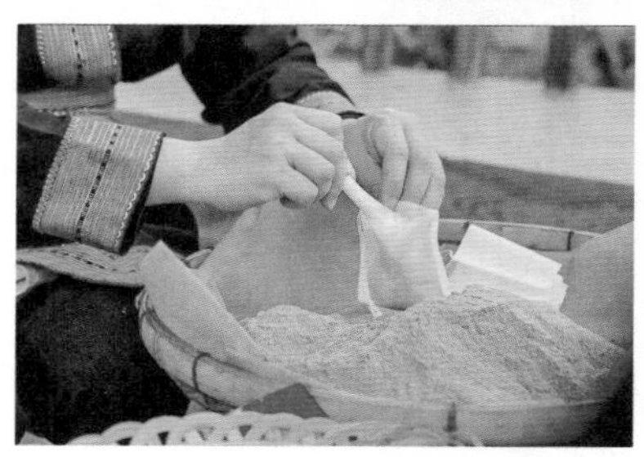

扫码观看

① 胁闷症：瑶医病名。相当于现代医学的胁痛。

② 化出：瑶医病名。相当于现代医学的遗尿。

③ 吹乳：瑶医病名。相当于现代医学的乳痈。

④ 涕化毋通：瑶医病名。相当于现代医学的大小便不通。

十六、瑶医鲜生含服法

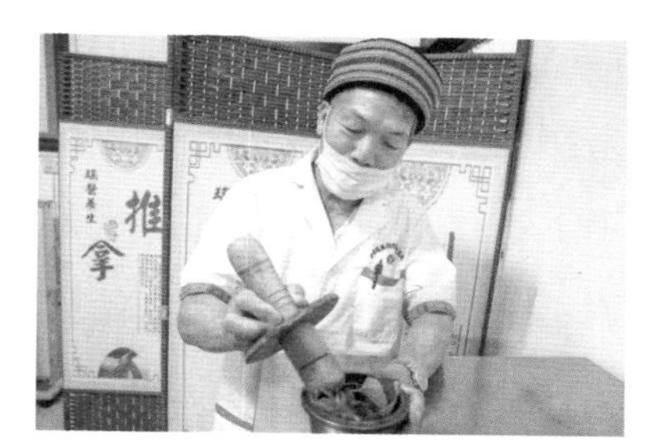

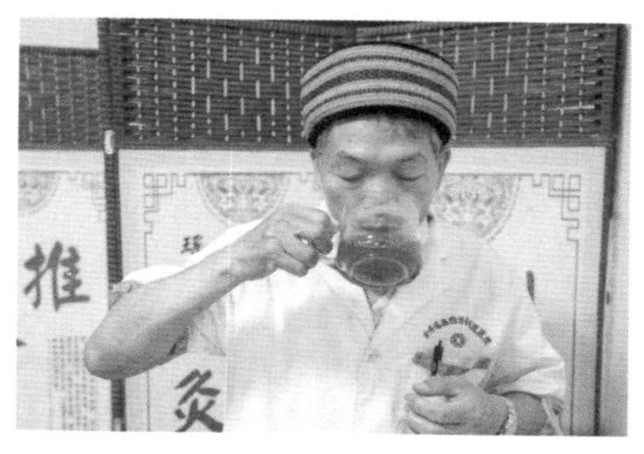

瑶医鲜生含服法是指使用一些毒性小或无毒的药物时，可经咀嚼或经挤汁将生药原汁直接内服或入汤剂以治疗疾病的方法。本法简单易行，价格低廉，药物生用气宏力猛，药味精当，收效迅速。临床常用于治疗感冒、急性咽喉炎、扁桃腺炎、腹泻、毒蛇咬伤、急性气管炎等疾病。

十七、瑶医油针疗法

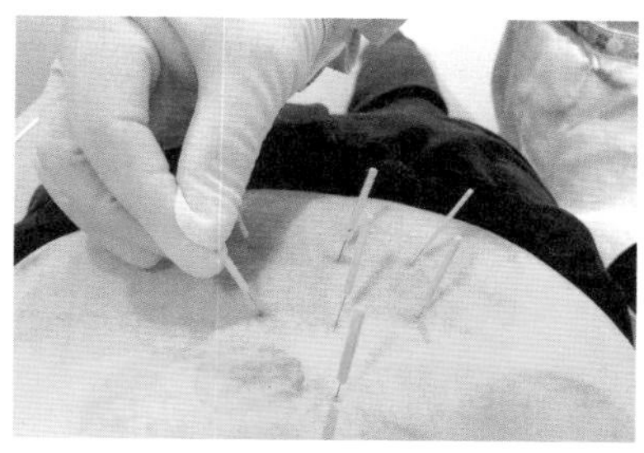

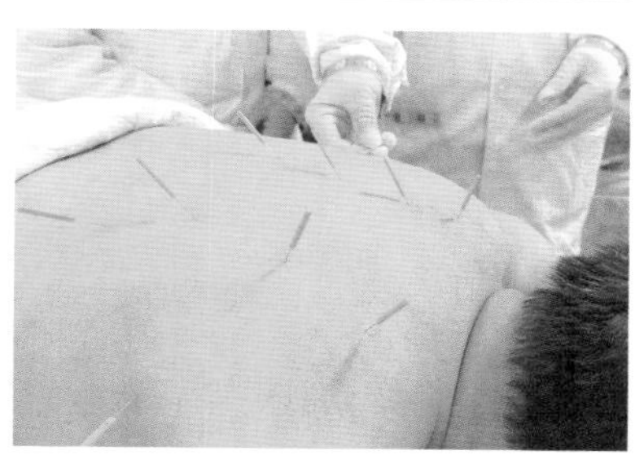

瑶医油针疗法是把钢针放在蛇油内浸润，再粘匀少许硫黄粉末，然后用镊子夹持钢针于灯火上烧灼，至针尖稍红时取下，趁热迅速刺入所选的穴位，以治疗疾病的一种方法。具有通筋脉、调气血，使机体功能恢复的作用。主要适用于治疗痹症、腰腿痛、头痛、牙痛等疾病。

十八、瑶医火攻疗法

瑶医火攻疗法，一般指抓火疗法，是在粗瓷碗内倒适量白酒点燃，医者用手不断蘸燃烧的白酒敷于患处，并施以摸、拍、揉、捏等手法，使局部产生灼热或温热刺激，通过筋脉的传导作用，从而达到防病和治病目的的一种治病方法。主要用于防治风湿麻木、关节疼痛、软组织损伤等疾病。

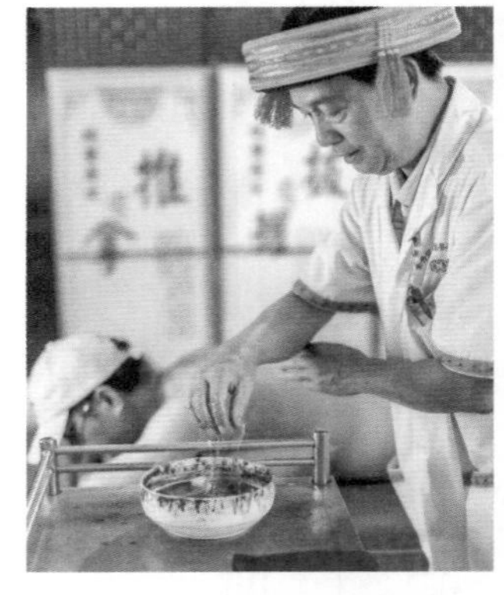

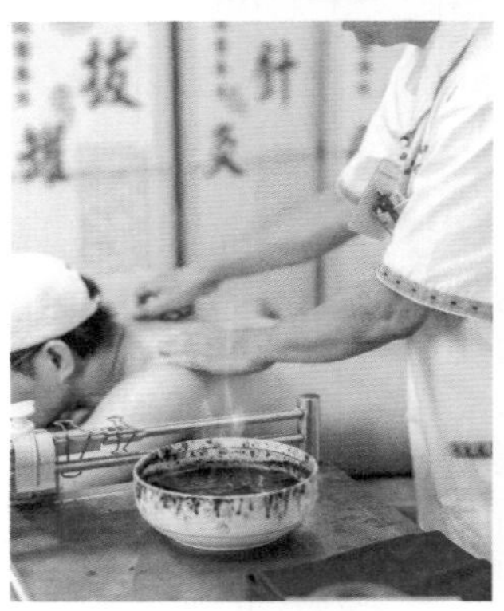

扫码观看

十九、瑶医药物灸法

瑶医药物灸法最常用的药物是小钻，其他还可用杜仲、制断肠草等进行药物灸法。其作用机制都是借灸火的热力给人体以温热刺激，通过筋脉腧穴，达到疏通筋脉，调和盈亏，调理气血，扶正祛邪的作用。临床常用于治疗感冒、胃痛、痛经、急性腰扭伤、踝扭伤、半身不遂、肩周炎、坐骨神经痛等疾病。

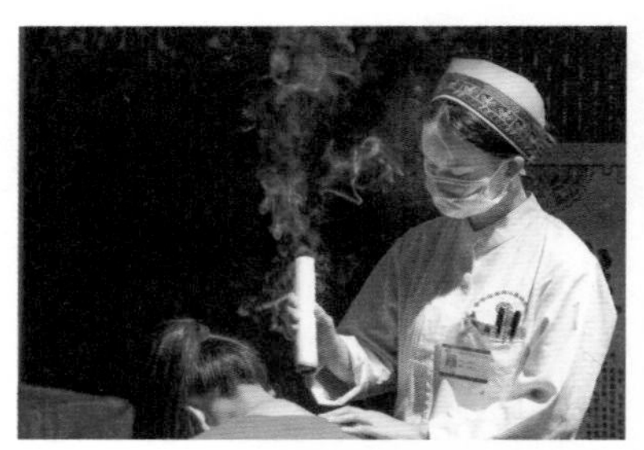

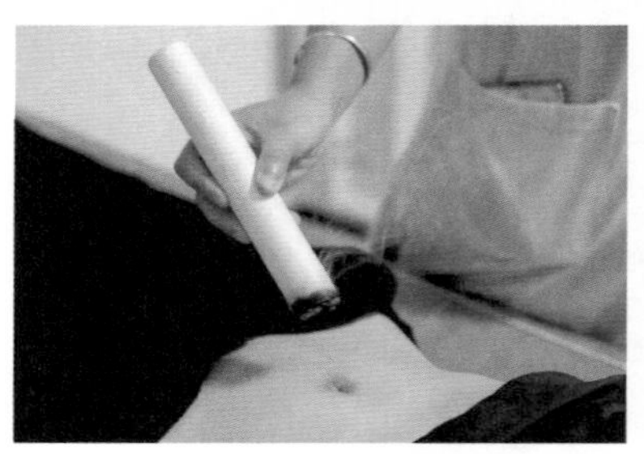

二十、瑶医药推疗法

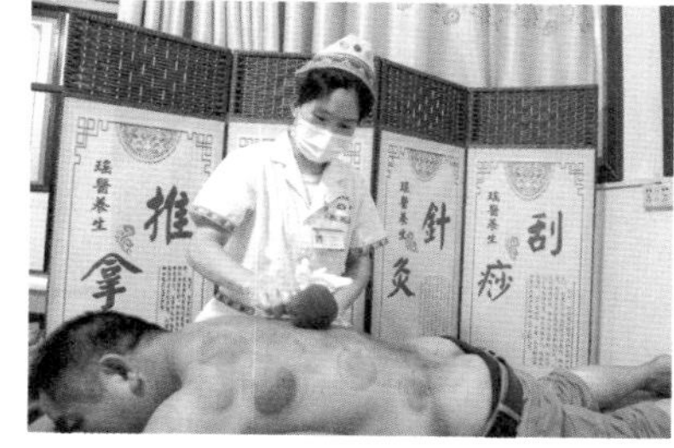

瑶医药推疗法，又称“瑶医挟药推刮疗法”，采用推、刮手法，并配合药物推拿，使邪退正复或扶正祛邪，从而达到治病目的。具有疏通经络、活血化瘀、散经止痛、清头明目、开胸导滞、缓痉镇痛等功效。该法用于治疗感冒高热、小儿急惊风、小儿慢惊风、风湿痹痛、跌打抽伤、闪腰、眩晕、胃脘不适、颈椎病、落枕、腰肌劳损等病症，特别是对小儿急、慢惊风可收到简、便、廉、验的效果。

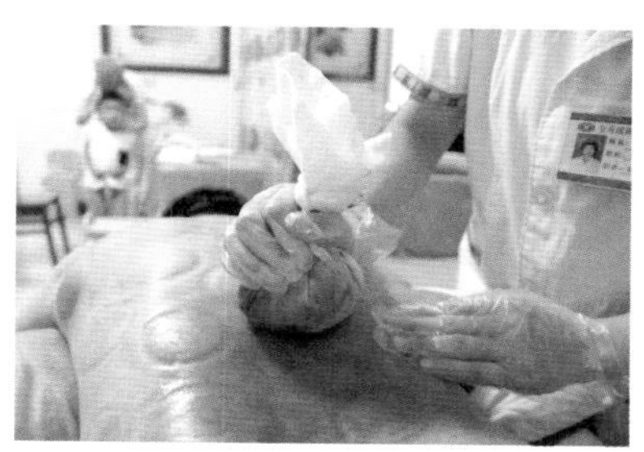

二十一、瑶医熏蒸疗法

瑶医熏蒸疗法包括烧烟熏、蒸气熏和熏洗三法，是用烟雾、蒸气、药液温熏或淋洗肌肤的一种古代疗法。用瑶药燃烧的烟气治疾病的方法，称为“烧烟熏”。利用药汤蒸发的雾气熏蒸皮肤治疾病的方法，称为“蒸气熏”。先以药物煎汤，趁热在皮肤或患处先以药液蒸汽熏，待药液温度适宜时再行沐洗的治病方法称为“熏洗”。瑶医熏蒸疗法是借助药烟、药雾和热力，通过鼻窍、皮肤作用于机体，促使腠理疏通，气血流畅，脉络调和，从而达到治病的目的。具有发汗、透疹、祛风、开窍、解毒、杀虫、补虚和止痛等功效。临床上常用于治疗咳嗽、产后血晕、神经性皮炎、牛皮癣、鱼鳞癣、麻疹、面瘫、泄泻、便秘、痔疮、风寒湿痹痛、肋间神经痛等疾病。

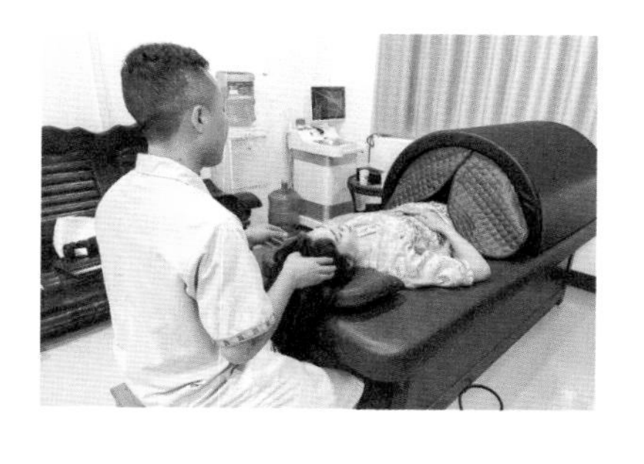

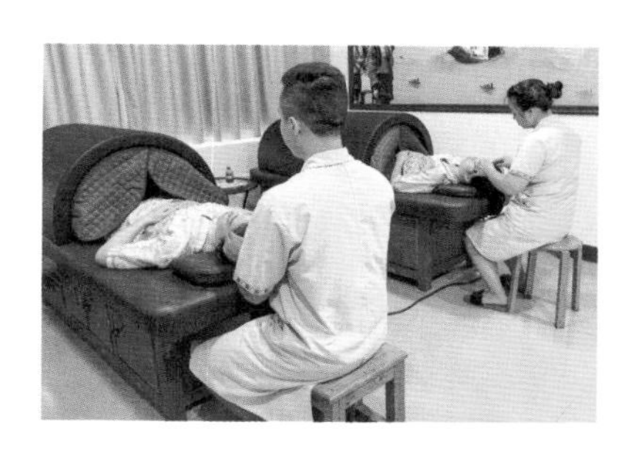

二十二、瑶医脐药疗法

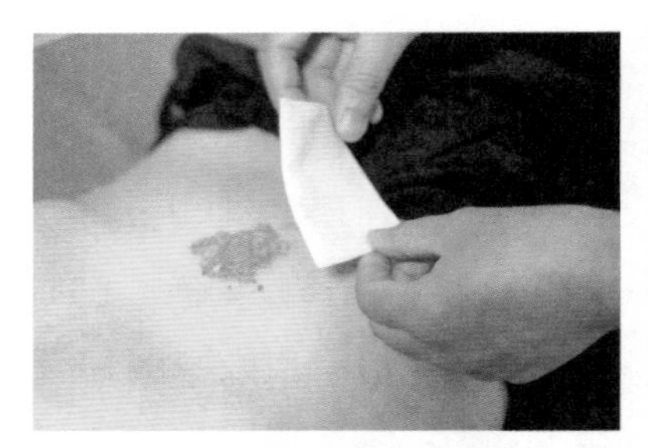

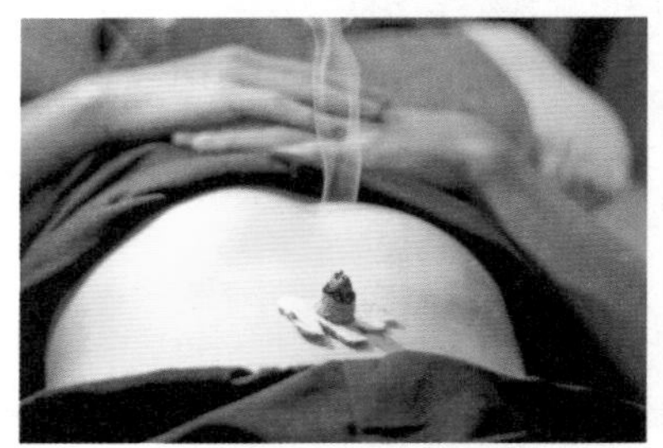

脐药疗法是运用多种剂型的药物，对脐部施以敷、贴、撒、填、涂、熨、熏、灸、按摩、拔罐等，以治疗疾病的一种常用外治方法。它具有清热、解毒、开窍、散寒、温中、补虚、行气、利尿、消肿、通里、止泻、止痛、止汗等功效，适用于内、外、妇、儿等科的多种急、慢性疾病。临床上常用于治疗眩晕、高血压、面肌痉挛、口眼歪斜、半身不遂、胃下垂、泄泻、肝硬化腹水、子淋、胎动不安、难产、小儿疳积、慢性前列腺炎、急性肠炎、梦遗等疾病。

二十三、瑶医握药疗法

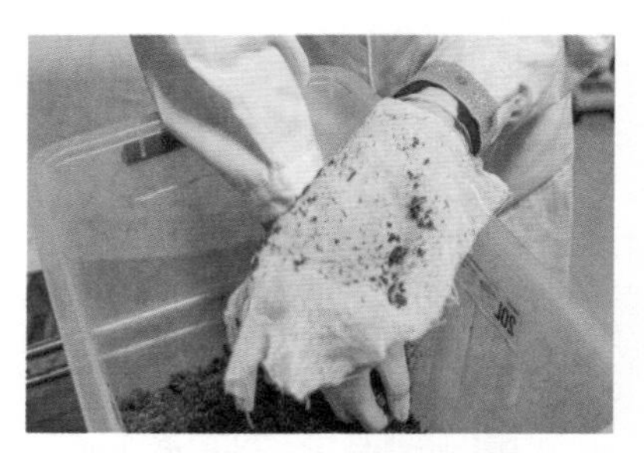

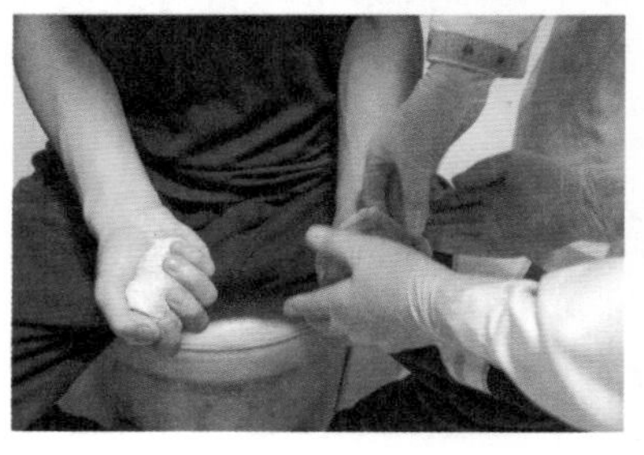

瑶医握药疗法是取某些芳香辛辣且具有刺激性的药物做成药丸，嘱患者握于掌中，医者通过刺激劳宫穴而作用于病患部位的一种常用外治方法。具有发汗解表、解毒散结、消食、祛秽等功效，常用于治疗外感病，例如伤风感冒、夹阴伤寒（风寒感冒患者因行房而使病情加重），也用于治疗某些内伤杂病，例如血管神经性头痛、小儿疳积、遗精、咽炎、乳蛾、消化不良、小儿腹胀、阳强不倒、积聚等。

二十四、瑶医药枕疗法

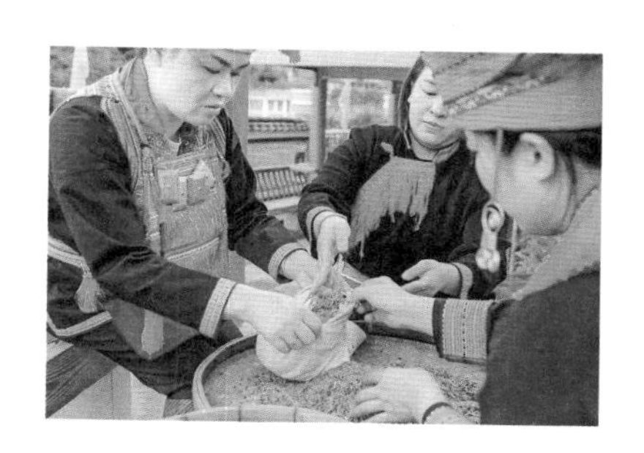

瑶医药枕疗法是将药物制成枕头或将药物装入枕头中，病人睡觉时头部接触药枕，以达到治病目的的一种治疗方法。一般是把具有挥发性、芳香性的药物置入枕芯中，做成药枕，让病人在睡时垫于头项下以治疗疾病。本法具有芳香通窍、治神醒脑、安神益智、调养脏腑、养元强身、清肝明目、宣肺化痰、益卫固表、疏通经络和调整阴阳的功效。主要用于治疗头痛、近视、失眠、善忘、咳嗽、鼻塞和耳聋等疾病。

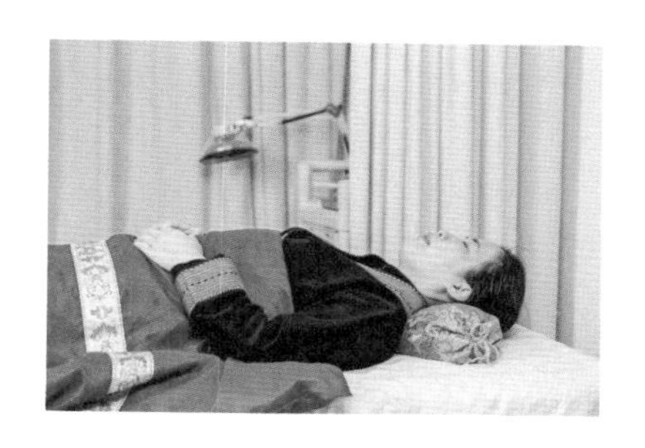

扫码观看

二十五、瑶医药被法

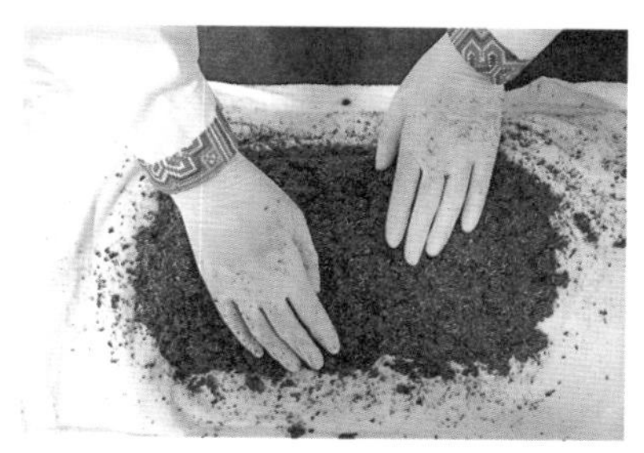

瑶医药被法是让病者用含有瑶药的被子覆体以治疗疾病的方法。本法具有祛邪解毒、宣肺化痰、利水消肿、逐风除湿和活血通络的功效，主要用于治疗瘟疫、咳嗽、水肿、腰痛、脚痹和小儿惊痫等疾病。

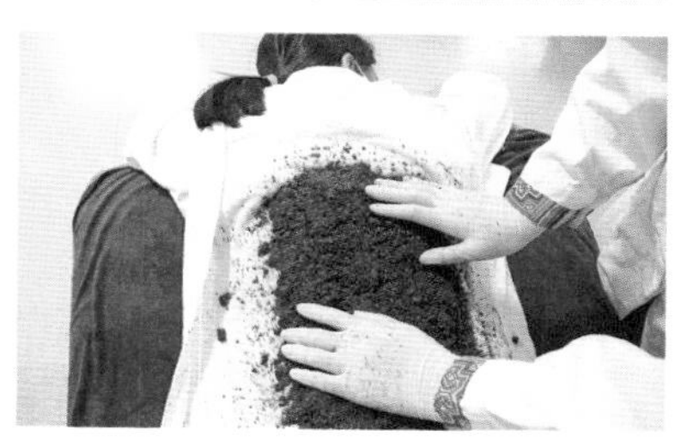

二十六、瑶医药榻法

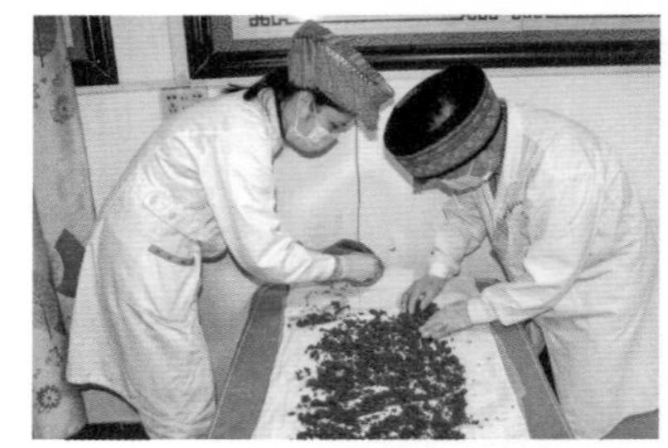

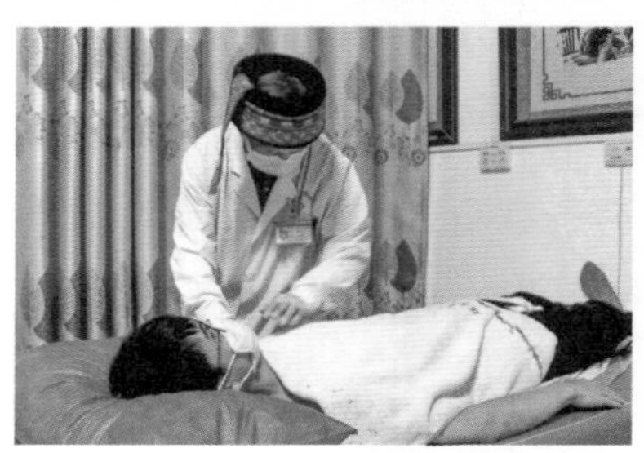

瑶医药榻法就是让病者安卧于铺有清凉解毒或温经通络药物的床上，以治疗疾病的方法。本法具有发汗解表，清凉退热、祛风通络、活血止痛和利湿行水等功效。主要用于治疗发热、水肿、痹症、瘫痪和寒厥等全身性疾病。

二十七、瑶医药垫法

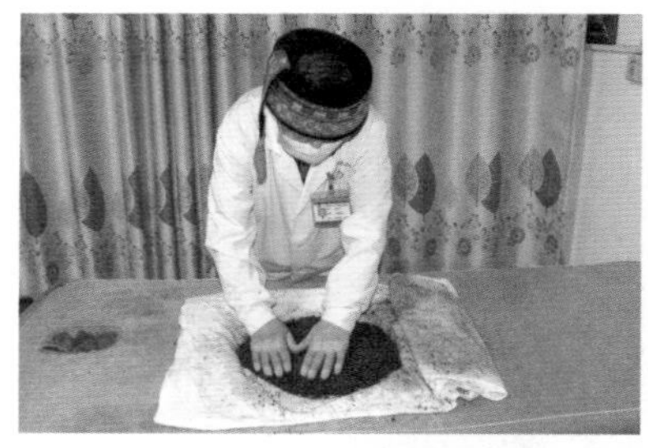

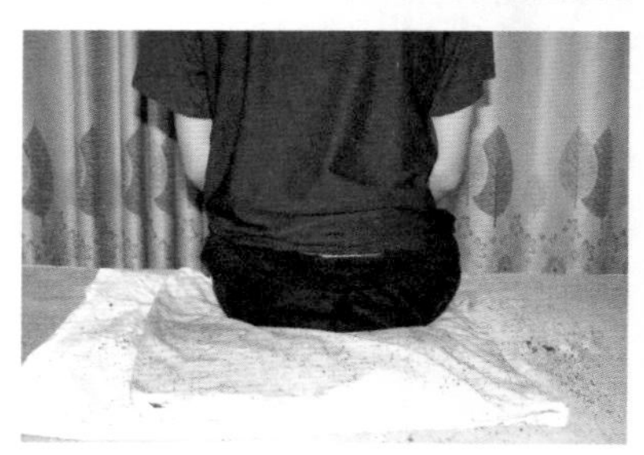

瑶医药垫法是将药物研成细末，加入赋形材料制成垫子，一般多做成鞋垫或坐垫，让患者接触使用药垫以治疗疾病的方法。本法具有渗湿利水、温中止泻、清热解毒、活血止痛的功效。主要用于治疗水肿、小便不利、疝气、脱肛、骨刺和脚汗等下焦病变所致的病症。

二十八、瑶医药冠法

瑶医药冠法就是令病人戴含有药物的帽子以治疗疾病的一种方法。本法具有祛风散寒、活血止痛、镇静安神的功效。主要用于治疗头痛、心神不安、失眠健忘等头部及心脑方面的疾病。

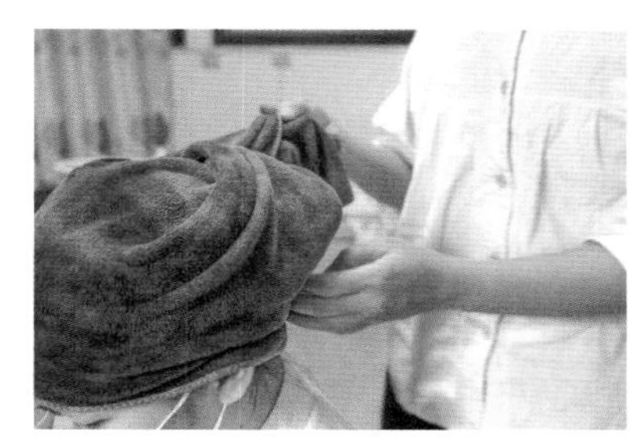

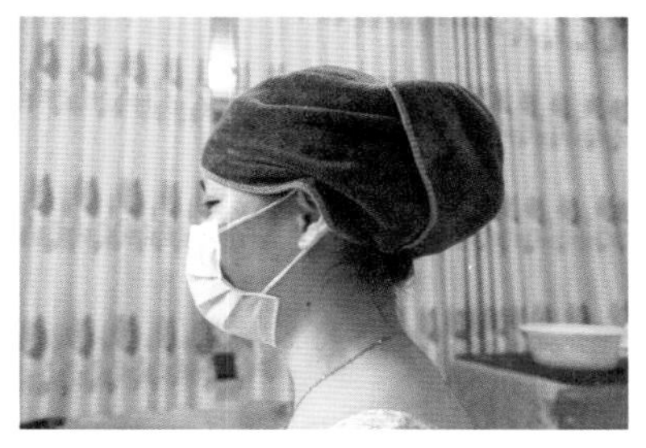

二十九、瑶医药巾法

瑶医药巾法是令患者佩戴含有药物的巾带以治疗疾病的方法。本法具有清热解毒、祛风止痛、活血通络、利湿行水、温中止泻、养心安神和止血消炎等功效。主要用于治疗善忘、水肿、痹痛、腹痛、吐泻、阳痿、遗精、闭经和外伤出血等病症。

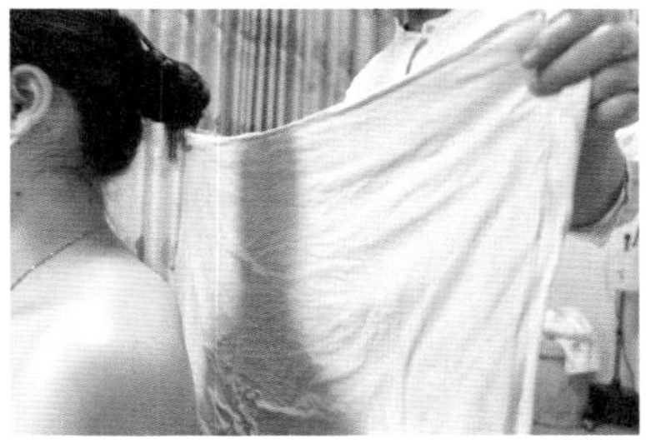

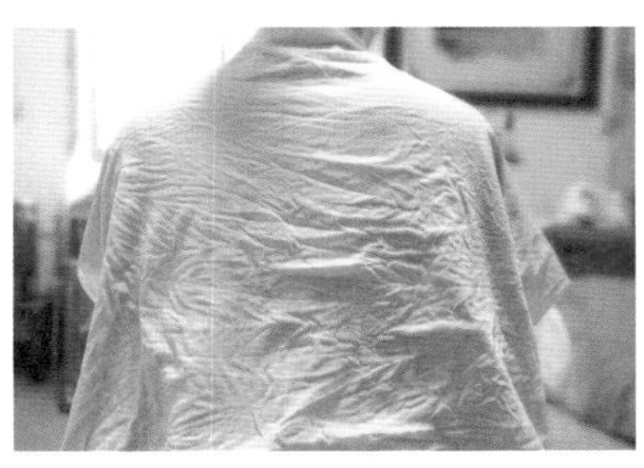

三十、瑶医药衣法

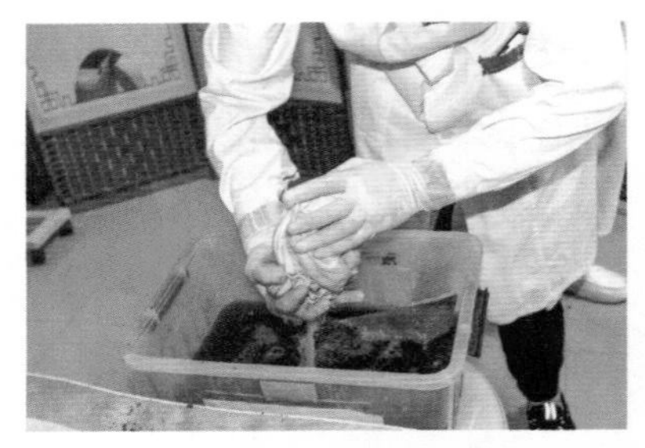

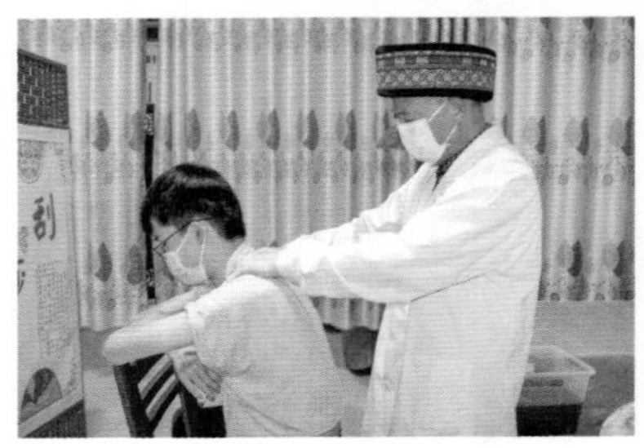

瑶医药衣法是将草药放入衣服之中，令患者穿着以治疗疾病的一种方法。本法具有祛邪散寒、止咳平喘、理气止痛、温里止泻和活血通络等功效。主要用于治疗咳嗽、哮喘、善忘、乳房胀痛、胃脘痛、腹痛、泄泻、腰痛、肢节痛、遗精、白浊、痞积和汗臭等病症。

第七章 瑶医医养结合与养生保健

扫码收听

第一节 基本概念

瑶族自古就流传着许多神秘的古老养生方法，3000多年前，瑶族先民早就集中居住于湘江、资江流域的中下游和洞庭湖沿岸的广大区域，南北朝时期又扩大了分布区域，“东连寿春，西通上洛，北接汝疑”。唐末宋初，瑶族先民开始向南、西南方向迁徙，最终集中在位于广西中部偏北的桂中地区。他们以深山老林为居，以毒蛇猛兽为邻，山冈雾露、盘郁结聚，风寒湿热不易疏泄，导致百病丛生。在这种恶劣的自然生存条件下，加之迁徙性的劳作生活方式，瑶族先民为了本民族的生息繁衍、发展壮大，更加注重对疾病的预防和对身体的养护。

瑶族人民是爱歌爱舞的民族，瑶族山歌久负盛名，他们常把前人传下来的民俗药用、防病养生的方法编成歌谣传唱，一代一代传唱至今。对歌既是当地人民的生活习俗，也是一种传递分享健康的方式。瑶族先民利用一些较为常用的山中草药，并结合时令节气和饮食来治疗风寒湿痹、肝炎、瘴气等病。为了提高本民族的防病治病的能力，扩大瑶医药的影响，他们把这些内容总结归纳，提炼成短小精湛、朗朗上口的山歌，便于瑶族医药的广泛传播和推广。

此外，瑶族家家户户都会用天然百草来养生、防病。所谓“百草”是生长在天然环境中的各种有益身心的植物。身体抱恙的人躺在盛满奇香、热气腾腾的木桶中熏蒸，这种药浴方法也被称为“皮肤吃药”，主要是通过皮肤、经络、穴道等对药物的吸收，达到治疗和养生的功效。瑶医将其独特的药方运用于诊疗，充分展示了瑶族人民世代相传的养生文化和预防疾病的方法，已受到了医学界的极力推崇，许多有别于传统医疗方法的手段也被认为有着广泛的应用和发展潜力，如瑶族传统养生要诀“揉搓脚掌、朝暮叩齿、拉搓耳朵、捶背揉腹”，至今仍然在瑶族地区广泛流传。

第二节 未病先防

在历史上，瑶医高度重视疾病预防与养生保健，在防病治病、妇幼保健及环境保护等方面都做出了重要的贡献，具有鲜明的民族特色。

瑶族是一个具有丰富养生知识的民族，他们把风俗习惯与医药卫生知识相结合。瑶族的村规民约对保护环境、预防疾病起到了很大作用。如《瑶家河规》中规定："不能乱倒杂物污染河水。"瑶族的石牌中，也有关于不得乱放药物毒鱼的规定。这些都说明了瑶族先民在与疾病做斗争中，很早就认识到有些疾病能够传染，用隔离或消灭传染源的方法，可以制止传染病的流行。他们采取了简单易行而有效的隔离方法，如对于天花一类烈性传染病，采取了严厉措施，禁天花患者回归原来村寨居住，将病人与居民隔离开，以减少疾病的流行。瑶族人民居住在深山老林之中，雨多雾重，气候湿润，容易患病。他们知道，日照有益于卫生保健，所以被服常晒。广西桂平市的盘瑶有农历六月初六过“晒衣节”的习俗。每年农历五月初五，瑶族人民过“洗澡节”，会采来百草药煮水洗澡，认为这样可以医治百病、增强体质、提神醒脑、延年益寿。瑶族先民很早就认识到，通过适当的方式可以预防疾病的传播，这是他们在长期与疾病做斗争中对疾病的传播及预防的科学认识。

瑶族人民有药浴的习惯，不管是严冬腊月还是炎夏酷暑，每天晚上都要洗澡，而他们的洗澡又与药浴有密切关系。瑶医认为，药浴可以舒筋活络、驱风散寒、强身健体。在端午节、重阳节，许多瑶族人都有洗药浴的习俗。岁交之日则是家家必熬药，人人必药浴。产妇生小孩后，满三朝便开始药浴，以后每隔五六天药浴一次。小孩出生后十来天即随母药俗。药浴中用的草药，少则几十种，多则上百种。药浴不仅可以治病，还可以防病，所以药浴已成为人人乐于接受的一种防病治病、强身健体的习俗。最为人称道的是瑶族产妇药浴，使产妇能够在产后八到十天就可以上山参加劳动，这在其他民族是罕见的。

疾病预防，就是在疾病未发生之前，通过施行各种不同的措施以达到防止疾病发生的目的。自然界对人是个相对开放的环境，导致人体发生疾病的因素有很多，所以要预防疾病的发生首先必须找出发病的原因，只有避免这些致病因素的产生，才能使人体处于相对安全的状态。医学是人类长期与疾病进行斗争总结出来的经验。瑶族人民也是在漫长的发展过程中，总结了许多疾病预防的方法，主要包括避邪防病、卫生预防、未病先防和既病防变四个方面的内容。

一、避邪防病

瑶族先民很早就认识到，疾病是由于人体感受某种邪气而发的。因此，在日常生活中，他们特别注意避免与邪气接触。

（一）传染病的预防

很久以前，瑶族先民就认为有的疾病具有强烈的传染性，并称这类疾病为“稿加”，主要包括有天花、水痘、霍乱、痢疾等传染病。针对这类疾病，瑶族先民会制定村规民约，如果只发生个别病例，为防止传染给他人，病家需要在家门上插上草标，谢绝外人入内；如果发生的病人数不断增多，为防止其他村也发生同类疾病，村民会在村寨入口处放上有刺的小树作为标记，表示村内有传染病，谢绝外人入村。瑶族先民以这样的方式有效地预防疾病的传染和流行。

（二）尸体火葬的预防

瑶族人民认为人死后，腐败的躯体会散发出一种毒气，这种毒气会污染水源、山林，健康人接触后会得病。例如，因肺结核、淋巴结核、霍乱等传染病而死的人，在死后会有孑孓蛆虫从口鼻中涌出，这些孑孓蛆虫不但能使接触死者的人得病，还会通过污染水源、山林而使其他健康的人得病。因此，瑶族先民会先用煎熟的鸡蛋遮住逝者的口鼻。然后再给逝者洗身入殓，出山火化。用煎蛋堵鼻，一是堵住孑孓蛆虫，不让其散发出来；二是已经散发出来的孑孓蛆虫会附在有香气的鸡蛋上。对尸体进行火葬既保护了水源、山林的清洁，又方便了后人对遗骨的处理，更重要的是，可彻底消灭传染源，保护他人的健康。

（三）自带餐具的预防

从前，在瑶族地区，身体不适者去别人家里饮酒做客或在群众聚餐的场合，都会自觉带食具。如果忘了带食具，他们会自觉地取芭蕉叶代碗，临时修木枝作筷，餐中让别人替他们夹菜放在芭蕉叶中。有的地方的瑶族还有家庭分餐的习惯。这些都说明瑶族人民对防止病从口入早已认识，采取的预防措施也是非常科学合理的。

二、瑶族防病民俗

在瑶族特有的风俗习惯中，有关预防疾病的民俗主要表现在以下几个方面：

（一）顺时调养

瑶族先民很早就注意根据季节气候的变化来调整自身的精神、饮食和起居，以防病养生。瑶医认为，人的作息时间应顺应“天人相应”的自然养生观，应该符合自然环境的变化规律。

春季是一年的开端，既是自然界阳气开始升发的时令，也同样是一年养生的开始。人体会顺应自然向上向外，疏发人体的阳气，所以春季养生的一个重点就是要注意保护体内的阳气，避免过度地损耗阳气或者阻碍阳气的运行，使一年中的身体规律免受影响。而夏季应当早起，因为夏天是人在一年中气血相对活跃的时候，身体需要在这个时段内充分舒展，所以可以适当地配合锻炼，以便更有效地促进人体机能的运转。在夏季的充分舒展之后，秋季开始进入一个生理功能相对放缓的周期，需要保持睡眠的充足，收神、蓄阴以顺应阴精收藏和收敛神气的养生法则，这样有助于阴精内蓄，为之后冬季的冬藏储备必要的生命能量，以维持人体的阴阳调和。最后，冬天适合早睡晚起，顺应人体养阴藏神的需要，养精蓄锐，以免扰动阳气，损耗阴精。为来年的生长、春发做准备。

（二）养性调神

人的精神情志活动，与生理、病理变化有着密切的关系。精神状态能影响内环境的协调平衡，故能影响发病。精神状态好，情志舒畅，气机通畅，气血调和，脏腑功能旺盛，则正气强盛，邪气难以入侵，或虽受邪也易祛除。若情志不舒，则致气机逆乱，气血不调，脏腑功能失常而发病。所以，调摄精神，可以使内环境协调平衡，从而减少和预防疾病的发生。

情志变化与疾病发生的关系具体表现为：一是突然强烈的情志刺激可扰乱气机、伤及内脏而致疾病突发。如临床中常见的突发性的胸痹心痛、中风病等，可因强烈的情志刺激而诱发。二是长期持续性的精神刺激，如过度的悲哀、忧愁、思虑易致气机郁滞或逆乱而缓慢发病，可引起消渴、胃脘痛等病的发生。

瑶族是个能歌善舞的民族，无论是田间或家居木楼，还是在生产劳动或谈情说爱时，常常能传出悠扬动听的歌声。尤其在逢年过节，寨寨摆堂会、设歌会，男女老少唱个通宵达旦。养生当中，最重要的是养心。通过抒发情志，使心情舒畅，精神愉快，思想上安定清净。这样，便可以气机通畅，气血阴阳调和，正气充沛，抗邪有力；以调摄精神意志为宗旨，思想上要保持安闲清静，没有杂念。精与神守持于内，避免过度的情志变动，这样就能达到补养真气、预防疾病、养生保健的目的。

（三）动静结合

瑶医认为，静以养神，动以养形，动静结合、刚柔相济，才符合生命运动的客观规律，有益于强身健体。通过锻炼形体可以促进气血流畅，使人体肌肉筋骨强健，脏腑机能旺盛，并可借形动以济神静，从而身体健康，益寿延年。所谓“流水不腐，户枢不蠹”，这和中西医的观点是一致的。现代医学主张“生命在于运动”，中医也主张“动辄生阳”，主张运动健身，但中医养生也主张“动中取静”“不妄作劳”。正如《周易外传》所说的“动静互涵，以为万变之宗”，《类经·医易》所说的“天下之万理，出于一动一静”。华佗创造了五禽戏来促进血脉流通，关节活利，气机通畅。后世不断发展演变出气功、太极拳、八段锦、易筋经等健身术。

（四）环境卫生预防

瑶族人的水井大多是将饮用井与洗菜井、洗衣井分开，成为三连井。饮用水井是建在最上方的，并在井口上加盖，只准用水瓢舀水，每年要不定期地淘洗水井２～３次，并撒放一些石灰或漂白粉及其他对人体无害的杀虫药来消毒。村民们还讲究在某些节气来临前彻底打扫房前、屋后及室内阴暗角落的清洁卫生。春节前几天，家家都要扫“阳尘”，据说这样可以把一年的污垢彻底清扫出去，干干净净地迎春过年。在惊蛰节前一天，每家每户都要将家中厨房及堆放柴草的地方清扫干净，以免虫害藏身，传染疾病或伤害人体，并用石灰画弓矢于门框，复撒灰于阶，以驱除毒虫。在五月端午节那天，人们要把雄黄粉酒洒在居室的周围，同时人人身上背挂有雄黄粉药袋，以便清洁环境。由于瑶族生活环境的特殊性，在夏、秋季节，人们容易感受天地湿浊秽腐之气而发痧病。

因此，瑶族人很注意周围环境卫生的清洁，避免接触秽浊之气，以降低发生痧病的概率。

（五）制定村规民约预防

村规民约也从侧面反映了瑶族预防医学的历史。如《瑶家河规》中规定：“不能乱倒杂物污染河水。”瑶族的“石牌”中也有关于不得乱放药毒鱼的规定。这些都说明了瑶族人民在与疾病做斗争中很早就认识到疾病可以传染，用隔离或消灭传染源的方法可以制止传染病的流行，采取有效的方法预防可以减少疾病的发生。瑶族人民将防与治紧密地结合起来，从而保证了本民族的健康、繁衍，也为人类的健康做出了贡献。瑶族村寨制定的村规民约除了包含上述内容，还把优生优育及环境保护等内容列入其中。如“石牌”条文中明文规定：“凡是同一宗族的男女，五代内不得联婚；凡是有姻亲关系的亲属，三代内不准通婚……”在瑶族人民心目中，“石牌大过天”，石牌所规定的内容人人都得严格遵守。这就有效地控制了近亲婚配，从而降低了本民族遗传疾病的发生率。这些地方性的村规民约对促进瑶族人民的健康、繁衍起了积极的作用。

（六）门边插青预防

每到清明节，瑶族人民都要在自家门上插上嫩柳枝，小孩手腕上戴上嫩柳枝做的手圈，妇女鬓发边也要戴上嫩柳尖以辟秽除邪。端午节这一天要在门上悬挂菖蒲、艾叶，并将菖蒲洗净后放入水缸内，预防喝生水后拉痢疾；要饮草果液、雄黄酒，并将雄黄粉酒洒于床下、墙根、屋角等阴暗处，厕所里撒上生石灰、马桑叶、槐柳叶、辣蓼草等，以杀虫消毒、防止蚊蝇滋生，同时人人身上背挂有雄黄粉药袋。在金秀等一些瑶寨中，凡是家中添丁，即在大门边插上一枝青叶，告知外人此时不便探访。若添的是男孩就在门帘上插一枝竹叶，若是女孩就在门帘上插一枝树叶。瑶族人民认为，婴儿阳气未足，接触外人容易“招风引锁”，故不准生人入屋，直至小孩满月为止。此时期的婴幼儿最忌的是“风”“锁”[①]“痘”[②]。早在《开建县瑶僮》中就有瑶人“最畏患痘，有出而染痘者，不得复入”的记载。门边插青叶实为一种有效的预防疾病的措施，对减少许多新生儿疾病的发生，保证婴幼儿的健康、成长起了积极作用。瑶族还有另一种卫生插青习俗：家里若有人患重病，就用新鲜茅草打一个结，挂在大门边上，提示外人不要随便探访。他们认为，病人应忌风避瘴，而生人来时会给病人招风染瘴；另外，认为病人秽气重，在自家大门边插上青叶，别人看见青叶就会自动避开，以免把秽气传给别人，更不带小孩去串门了。这不仅是瑶族人民在生活中形成的习俗，也是他们在长期的生活实践中与疾病做斗争而形成的对疾病传播及预防的科学认识。

（七）火葬预防

瑶族先民很早就认识到某些疾病是可以互相传染的，通过隔离病人能预防某种疾病的传播。瑶族许多地区有火葬的习惯，火葬既达到消灭传染源的目的，又可保护环境免受污染。广西金秀瑶族自治县等地区的部分瑶族至今仍用火葬，这

① “锁”：包括现代医学所指的新生儿肺炎、新生儿破伤风及婴幼儿腹泻。

② “痘”：指水痘和天花。

既保护了水源、山林的清洁，又方便了后人对遗骨的处理。如瑶族对天花等烈性传染病，采取严禁天花患者回归原来村寨居住的方法，将病人与其他居民隔离开，以减少这种疾病的流行。瑶族人民在预防医学方面总结出了丰富的经验，对那些因传染病去世的人，采用火化的方式，可彻底地消灭传染源，保护他人的健康。这种文明的葬礼，也正是当今社会所提倡和推广的。

（八）芭蕉叶当碗预防

瑶族人民非常讲究礼节，尊敬长辈。许多地区的瑶族人民在办红白喜事时，村寨内不管同姓异姓，所有的男女长辈都要请到，就是有病的老人也不例外。同前文所述一样，有病的老人到别人家里饮酒做客或在群众聚餐的场合，都会自觉带去食具。如果忘了带食具，就会取芭蕉叶代碗，临时修木枝代筷。餐中让别人替他们夹菜放在芭蕉叶中。在这种场合，有病的老人不会受到歧视，反而很受人们的尊重，同桌人都会热情地给他们夹菜添饭。这说明瑶族先民对疾病的预防早有认识，且有应对措施，这些措施十分人性化，并作为一种习俗得以沿袭。

（九）采用药浴预防

自古以来，瑶族人民酷爱清洁。不论严冬腊月或是夏日酷暑，每天劳动后都要洗澡。他们洗澡常用草药煮水洗浴，俗称“药浴”。据调查，居住在广西金秀、龙胜、忻城、上林、马山、都安等地区各支系的瑶族人民及湖南的花瑶都有洗药浴的习惯。瑶族药浴的药材是采用当地盛产的草药。一次药浴所用的草药，少则几十种，多则上百种。这些药都是平时劳动之余就已采回的，有的是房前屋后野生的，有的是种在菜园里的，所以用时非常方便。所用药物因地制宜，功能多种多样，有清热解毒、祛风散寒、舒筋活络、滋补气血等功效。药浴时，常根据不同对象、不同季节和不同疾病选择不同的药物。通常新生儿及产后妇女多选用具有温补和消炎作用的药物，比如大血藤、五指毛桃、九节风、鸭仔风、穿破石、杜仲藤等，这样可预防各种感染，滋补气血，同时也能促进产妇子宫的复旧。产后药浴，人们称之为“月里药浴”。许多瑶族妇女，产后经过药浴等调养保健，产后十天左右就能上山参加体力劳动。同时新生儿往往有随母药浴的习惯。劳动后淋雨受寒，也要进行药浴，可起到温中散寒、舒筋活络、恢复体力、预防风湿的作用。常选药物为老姜、大发散、小发散、桃树叶、青蒿等。老年人也很注重药浴，一般多用活血温补之药，如大钻、小钻、大血藤、扶芳藤、青春藤等。这无疑对促进机体新陈代谢，保持旺盛的生命力是很有帮助的。对患有风湿骨痛或外伤后遗症者，则多选用祛风散寒、活血化瘀、强筋健骨之药，如山苍子、木满天星、九节风、大驳骨、小驳骨、松筋藤、毛杜仲等，这些药物可起到舒筋活络、恢复肢体功能的作用。若患有鹤膝风、肩周炎、坐骨神经痛及骨质增生等风湿痹痛，常选用祛风散寒、除湿、活血镇痛之品，如大钻、小钻、十八症、四方藤、两面针及各种有刺的木本及藤本植物。

许多地区的瑶族还有应节进行药浴的习惯，如农历五月初五，广西的忻城、上林、马山、都安、金秀等地区的瑶族，这一天上午家家户户都派人上山采集“百草药”。所谓“百草药”，即除了有毒的和会引起皮肤过敏的，凡是绿色草本植物，每种都要采一些，采得越多越好，最好是采够一百种，这些植物可以发挥其各自的药物作用。

采“百草药”必须在上午完成，因为上午空气清新，阳光暖和，百鸟歌唱，大自然呈现出一派欣欣向荣的景象。在这个时间里采回草药洗澡，便可以治病强身、延年益寿。“百草药”采回以后，洗净泥沙，置通风处吹干，等到下午五时左右，由家里一位年纪最大的、身体健康的老人将草药砍成约 10 厘米的小段，放进一个大锅，加入数担清水进行煎煮，煮沸 15 分钟左右，将药渣捞起，加入少许食盐或不加食盐，离火，待药液自然降到适合洗澡的温度。过去按瑶族的传统规矩，药浴者按年龄由大到小的顺序依次舀一盆药水去洗澡。有的地方药浴习惯用一个高 70 厘米、直径为 70 ～ 80 厘米的大木桶做澡盆，洗澡时除头部外，身体的其他部位都浸泡于药水中。“百草药”药液气味芬芳，浸泡在药水里洗浴，药浴者筋骨轻松、浑身舒爽、精神倍增。

瑶族人民在农历五月初五洗“百草药”澡是有一个故事的。据说，古代瑶家有一位老人，从十五岁起，每年农历五月初五都洗一次“百草药”澡，一直坚持了一百多年，一生身体健康，从未患过病，活到一百三十九岁，在寿终的前一天还能上山放羊。老人去世以后，人们为了纪念他，就效仿老人在每年农历五月初五洗“百草药”澡。这一习俗世代沿袭，逐渐演变成了今天瑶族人民快乐的“洗澡节”。

药浴是祖国传统外治疗法中的一种，是我国古代劳动人民和医家在与疾病做斗争过程中的智慧结晶，在防病治病上取得了很好的疗效。考古资料证明，瑶医药浴源远流长，是千百年来瑶族人民赖以防病治病的有效手段和方法之一。从古至今，瑶医药浴一直是瑶族人民预防疾病、强身健体的重要方法，特别是近年来，随着人民群众生活水平的不断提高，人们对传统医学，尤其是民族医学的崇尚程度越来越高，使人们对瑶医药浴等民族医学预防疾病方法不断重视，瑶医药浴在瑶族地区的发展势头非常迅速。

（十）喝保健饮品预防

瑶族人民十分好客，遇到知己，不论本民族或其他民族，便结为挚友，称打“老同”或“老庚”，并习惯以酒待客。餐桌上，酒已成为瑶族人民不可缺少的保健饮品。他们喝的酒绝大多数都是自己酿制的米酒，浓度不高，还喜欢喝自己泡制的药酒。他们采用深山里丰富的药物资源，并根据不同的季节或年龄配制不同的药酒，有防治风湿的，有病后滋补的，也有老年饮用的。由于瑶族山区常年烟雾缭绕，气候十分寒凉潮湿，酒可舒筋通络、驱寒祛湿，加上特定的药物，长年饮用，可防病延年、益身健体。历代瑶族人民在实践中总结出丰富的酒文化，至今仍沿用不衰。

瑶族人民也非常喜欢喝茶，除了绿茶外，还有桂皮老姜茶、血藤银花茶、山楂茶及其他各种凉茶。其中，绿茶是主要的茶基。绿茶都是自种（或野生）、自采、自制，采集的时间为每年农历三、四月茶树刚刚发芽之时。人们采集其嫩苗，经小锅生炒、手工揉搓等工艺制成绿茶。现代研究表明，绿茶不仅具有提神醒脑、帮助消化、降低血脂及解毒等作用，还有抗癌、防癌作用。其他茶型，常因不同的季节和年龄而临时配制饮用。瑶族人民的喝茶习俗，对防病治病、增进健康大有裨益。

（十一）饮食预防

瑶医认为食物与药物一样，也有四气五味、有毒无毒、归经、升降浮沉等不同特点。这与它们的生长环境、生长季节、颜色等不同有关。如生于南方者性多温热，生于北方者性多寒凉；生于山冈阳光充足者性多温热，生于低洼背阴处者性多阴寒；生于夏季者性多温，生于冬季者性多凉；黑色多能助肾，黄色多可补脾，红色常能养血，白色常能益肺等；甘多入脾，苦多入心等；花多升发，子多降下；依据以脏补脏的理论，动物的心能补人心，脑可补脑等。总的原则是通过饮食的调节，减其偏盛而助其偏衰，保持体内阴阳的平衡。

根据人体状况取舍性质不同的各种食物，是饮食调养的基本原则。如体胖者，宜粗、宜蔬、宜少，忌精、忌厚；体弱者宜补、宜精；体偏寒者，宜多进温热性食品，忌寒凉诸物；气血热实、易生疮疖者，宜食寒凉滑润食品而忌食辛热、燥、涩食物；儿童正当成长发育，食肥饮甘以助其生，但忌性质过烈、过于黏腻之物；妇女经期忌食大凉、大热、大腻之物，宜食平和之品。

瑶族人民很注意药食同用。瑶族人民在出远门或生产劳动时，常身带盐巴、大蒜、百味莲、薄荷等以防暴病、急病的发生。另外对痧症的预防，多在劳作中注意通风，加强防暑与降温措施，夏天避免长时间在烈日下曝晒，多饮清凉饮品或淡盐水。

他们经常制作一些含有保健、防病治病草药的食物来预防疾病。春季，宜食清淡可口之品，忌油腻生冷之物。夏季，在饮食上宜食清淡爽口之品，忌油腻、生冷、苦寒的食物，适当选取有酸味、辣味的食物，以增强食欲。秋季，尽量少食辛辣之品，亦少食寒凉食品，适当吃些温性食品。冬季，可以吃些温热性食物，切忌黏、硬、生、冷食物。

春节期间，用石菖蒲水浸泡白馍，可以起到开心窍、补五脏、活血理气、散风去湿的作用。制法：先以糯米蒸饭，熟后舂成折馍，待白馍冷硬后，放入水缸中，加水盖过馍面，每 50 公斤水加入袋装石菖蒲 100 ～ 150 克，浸泡。吃时，把白馍捞出煮糖水或煎吃。

农历二月初一做鸡矢叶糕，可以起到祛风除湿、消食化积、解毒、活血作用。制法：以鸡矢藤叶 100 克与糯玉米头或糯米 2000 克混合磨细，蒸糕吃。

农历三月清明食用黄花糯米饭，可以起到清肝明目的防病作用。制法：先以黄花加水煮沸后，取黄花[①]水煮糯米饭吃。

农历四月初八以韭菜炒糯米饭，其营养丰富，有温补肝肾、助阳固精的作用。制法：先炒韭菜，待熟后再加糯米饭同炒吃。

农历五月端午节，包白花丹和韭菜粽粑、饮草果液、饮雄黄酒粽粑等等。

通过季节的转换、食物的调理起到防病强身的作用。除此之外，瑶家端午节的药膳还有：

① 黄花：此处指密蒙花。

1. 菖蒲酒。用水菖蒲的根块洗净，用酒磨在瓦罐内至酒稠为度，视各人酒量饮用或先把药酒涂在各人的疼痛部位上，使揉搓部位发热为止。此酒能开窍祛痰，化湿解毒。有镇静、镇痛、抗惊厥、降血压、抗心律不齐、解痉、止咳平喘、祛痰、抗菌抑菌等作用。

2. 鸡矢叶饼。用鸡矢叶与事先泡过的糯米一同打成糨糊后，用布袋装好吊起来，待水滴干后，约需 5 至 10 小时，将布袋内浆渣做成数块直径约 5 厘米大小的饼面，用油煎熟即可食用，吃饱为度，可代饭食。此饼能祛风活血、利湿消积、止痛、解毒。常食此饼，可治风湿筋骨酸痛，跌打瘀痛等。

3. 田螺菜。端午节下田捡回田螺，放清水中搅拌数小时，促其吐尽泥沙，然后剪去其壳之尾尖部位，洗净，再放进菜锅内煮沸约 1 小时，其间经常翻动，临熟时放上油盐，再加上一些鲜薄荷叶，其味甘甜香美，令人开胃，吸吮壳内螺肉食之，可清热利水，防治热结小便不通、水肿、脚气、消渴等病，饮其汤，还能防治目赤热痛、风眼烂眩等症。

4. 药粑。瑶族人民会在农历五月初五当天采一些花芦[①]叶回来捣烂，加水浸泡，几小时后过滤去渣，将药液与糯米粉和少量黄糖拌匀做成粑粑状，用粽粑叶包好，放蒸笼中蒸熟即可食用。这种药粑能有效驱除人体内的寄生虫。一般人吃后可抵制寄生虫病一年不再发生，特别是驱蛔虫十分有效。这种食疗方法简单易行，所以一直流传到现在。

（十二）优生优育

优生优育包括先天预防和后天预防两方面。先天预防，是从父母婚配到出生前的胚胎时期就做好预防工作，以防止疾病带给出生后的新生儿。后天预防，就是在人出生后，为防止疾病的发生所进行的预防措施。

1. 优婚防病

优婚防病，就是通过择优婚配，使孕育的后代禀赋强壮，健康无病。

（1）择优婚配：指选择年龄适当、身体健康的对象婚配。瑶族先民从长期的经验中逐渐认识到只有男女双方都发育成熟，适龄结婚，才能孕育出身体健康的后代。若年幼早婚，耗伤精气，其孕育的后代体弱多病，容易夭折。因此，规

① 花芦：瑶药名。

定婚配双方必须均到成熟年龄才能婚配。另外，瑶族先民还观察到只有父母双方身体健康，后代才健康。因此，在男女青年通过“摇马郎”确立关系之前，双方家长都要对男女双方的健康状况进行调查，才能确定婚事。

（2）近亲不婚：瑶族先民在很早就严格地规定，同寨男女禁止婚配。这种理念恰与现代医学中倡导的优生优育的理念相契合，有助于降低隐性遗传病的发生率，保障了后代的身体健康。

2. 优孕防病

优孕防病，是指在受孕之后，注意孕期的摄生，精心养护，为保证胎儿的正常发育，奠定良好的先天素质，防止疾病的发生。

3. 产后预防

产后预防，为防止产后疾病的发生所进行的预防。如产褥热，最常见的方法是孩子出生后产妇、孩子同药浴，这不但可以预防产后妇科病，还可以增强孩子的体质。瑶医认为产妇分娩后耗伤气血，处于多虚多瘀的生理状态，可表现为产后气不足而血亦虚、津液耗伤，产后多瘀血，产后损伤花肠，产后产生谷道、气道、龙路、火路功能低下，容易出现消化、吸收欠佳，气机或血液运行不畅，抵御外“毒”能力下降，故产后身体虚弱。“致疾之易，而去疾之难”，基于防病保健的原则，须采取具有瑶族特色的方式进行产后康复保健。瑶族妇女生育不坐月子，采取“月子三泡”的方法，三次泡浴下来即可下地劳动，一辈子不易得月子病、妇科病、风湿病，并且妇女产后身体也健康。

（十三）瑶族常见民俗养生与预防

1. 婚娶民俗药用防病养生

瑶族人民男婚女嫁时，都有特定的仪式，尤其是男方举行婚礼时，餐桌上每人备有一个大槟榔，席后人人嚼槟榔以祛瘴疠、消酒谷、治腹胀。

2. 小儿民俗药用防病养生

小儿降生时，便在产房中焚烧苍术，以祛邪气、防外感；同时以开水浸泡川连给新生儿频频含咽，以治胎毒；新生儿满月外出，身边常插上桃枝以祛邪气；小儿患疳积症，瑶医常针刺四缝穴，同时佩带药袋，内装六月雪、朱砂、白术、五指毛桃根等药防病避秽。

3. 老年民俗药用防病养生

瑶族人民年过六十岁，每人习备一坛命粮。出嫁的晚辈，每人每月需送一些白米和鸡蛋回家作为命粮，以示孝敬老人。老人每月农历初一和十五各煮一次命粮饭吃，饭上蒸有一个鸡蛋，加适量的蜜糖送服。

4. 日常保健防病养生

瑶族人民居住之地雨水多、湿气重，中老年人患风湿病比较常见。因此，瑶族人民常用瑶药来热熨烫浴，以预防风湿病的发生。如取伸筋草、丢了棒、山霸王、十八症、棵独实、红鱼眼、枫荷桂等药物各等分，粉碎后纳入布袋，先在1500～2000毫升水中，浸泡20分钟，加热煮沸15分钟，将药袋趁热（以能适应的热度为宜）反复熨烫患处，15分钟后再用药水浸浴或洗患处。

瑶医认为足浴是日常保健治疗的一种好方法，经常足浴可以养生防病，强体质，防各种痛症。足浴可以只用温水，但也可以在水中加入一些药材，那么功效将会更加显著。瑶族足浴是在瑶医药理论的指导下，将药物放在水中，利用水的温热刺激，通过浸泡、洗浴、冲洗局部或全身，来达到预防疾病的作用，是强身健体的一种预防保健方法。由于瑶族足浴操作起来非常简单，所用的药物大多能就地取材，药源也非常广泛，使用起来十分方便，且无毒副反应，因此，可以作为治未病的一种重要的养生保健疗法加以推广和应用。

5. 打油茶防病养生

地处桂北一隅的恭城、灌阳、全州、兴安等地，瑶汉杂居，风俗淳厚，待客热情。居家除早餐常打油茶作点心饮料外，遇有宾客临门、逢年过节、游子归乡，必以油茶款待。油茶炮制十分简单：先烧好开水或炖好骨头汤，后将大量生姜、茶叶、花生、葱须、蒜白和少许炒米一起放入石臼捣成泥状，放入锅中加食油翻炒，炒至冒白烟，淬入沸汤滚两下即成。初尝辛甘苦涩咸，再饮则渐入佳境，甘香心脾。油茶中重用生姜，取其辛散，驱风逐寒，通经络之效；茶叶则健脾醒神，清利头目，味苦能降，制生姜之辛燥。发中有收，相得益彰。瑶族先民创制油茶，用以驱瘴、避邪、逐湿，世代相传至今。

瑶族人民的养生保健方法流传至今，在没有现代设备辅助的情况下保护瑶族人民远离疾病，守护人们的健康。同传统的中医相比，瑶医有很多奇特的方法和丰富的药源。它强调，要充分利用自然和人体的规律来解决身心上的各种问题，使人达到自然而然、自在、健康。现在它走出大山，为世界所知晓。瑶医药的养生保健也有待学者们进一步开发和研究。

第三节　既病防变

瑶族先民有很多古老的祖传药物和许多传统习俗，帮助人们解除疾病痛苦。这些方法和中医一样，都是由经验逐渐演变成完整的知识体系，经过代代流传并改进，形成现在的瑶医学理论。其中很多独特的治疗方法可以对疾病起到很好的控制作用，防止其进一步恶化。瑶医强调对疾病的治疗要及时、准确，否则易“转症”。他们认为大多数疾病的病情都比较轻浅，只要治疗及时得当，预后都较好，若失治或误治，则多会转化为“经病”类疾病，而出现高热、抽搐、昏迷等凶险症状。这类疾病的病情重、预后差，即使病愈也大多会留下后遗症。有些疾病之间也可互相转化，如突发脘腹痛、口渴、呕吐清水、全身疼、刮肩胛部可出现鱼鳅状隆起的“鱼鳅痧”；若得不到及时治疗，病情会转重变成腹痛吐泻、皮肤萎黄、刮皮肤出现红绿色斑点、双下肢肌肉弹跳，渐向上延伸，甚至全身肌肉跳动的“蚂蟥疾”等。

出现以上这些疾病的症状，瑶医一般采用以下几种方法来治疗疾病和控制疾病的发展。

一、滚蛋疾病防治法

有滚生蛋、滚熟蛋、滚药蛋三种。

（一）滚生蛋：取生蛋一只洗净晾干，然后用此蛋在前额、胸、背、腹、手足心等处来回或顺时针滚动至鸡蛋发热为止，主治热病。

（二）滚熟蛋：用治冷病的单药或具有重镇作用的金、银首饰与鸡蛋同煮，蛋熟后将蛋取出，等降到适宜的温度（人的皮肤能接受的温度），然后用热蛋在患者前额、额角、背、胸、腹不断滚动，使热力和药力透过皮肤入内，达到防治冷病的目的。

（三）滚药蛋：用瑶药与鸡蛋同煮，蛋熟后将蛋取出，等降到适宜的温度，然后用药蛋在患者前额、额角、背部、胸腹部不断滚动，使热力和药力透过皮肤入内，达到防治冷病的目的。

瑶医在临床上至今仍在运用此方法，对各种疾病的预防和治疗效果非常显著，也受到了广大患者的认可。

二、佩戴药袋疾病防治法

将药物装在特制小布袋内，佩戴于身或直接将药物缝在小儿帽缘上，使药物气味通过口鼻吸入来防治疾病，此法至今仍用于临床以防治疾病，大多用于小儿防病防虫。

三、熏蒸疾病防治法

在土坎边挖个深洞，洞上架数根粗木棍（能够承受一个成年人的重量），木棍下面置一口锅，放入药物，加水适量，等药水烧开产生蒸气后，将火撤去，然后在木棍上铺垫一层松枝，四周用席或布围住，令病人裸坐其中，头露于外，让药液蒸气熏蒸患者至全身汗出为止。主要用于防治全身风湿麻木、疼痛、皮肤病等。

四、抹酒火疾病防治法（抓火疗法）

在粗瓷碗内倒适量白酒点燃，医者用手不断蘸燃烧的白酒敷于患处，并施以摸、拍、揉、捏等手法。主要用于防治风湿麻木、关节疼痛、软组织损伤等病。

五、饮食疾病防治法

根据不同季节食用某种食物或饮品达到一定的保健、治疗作用。如清明节前后采摘清明菜，洗净后加入糯米饭中，做成“清明粑”，蒸熟食用，可清热解毒或治劳伤筋骨疼痛；夏日则常以酸菜、酸汤为菜肴或饮品，可生津解暑、开胃止泻；冬腊月则酿制糯米甜酒食用，可活血行血、补体御寒。

六、综合和审因防治法

防治不拘一法一式，应形、神、动、静、食、药等多种途径和多种方式进行防治活动。另外，也要因人、因地、因时之不同用不同的养生方法，所谓“审因施养”“辨症施养”。其内容包括以下七方面：

（一）调神：包括精神心理调养、情趣爱好调养和道德品质调养等方面。融合传统瑶医文化、宗教文化和民俗文化内容。

（二）调行：包括衣、食、住、行等生活的起居行为调养。融合了瑶医文化、宗教文化、民俗文化和艺术文化等内容。瑶族有唱山歌的习俗，在唱山歌的同时，还会有简单欢快的舞蹈，不仅娱乐，还锻炼了身体。

（三）调气：主要为医用健身气功的“内养功”。融合了瑶医文化、宗教文化和武术文化内容。

（四）调形：主要包括形体锻炼，体育健身活动。内容融合了瑶医药文化和武术文化内容。

（五）调食：主要内容为养生食品的选配调制与应用，以及饮食方法与节制等。内容包括了医、药、食、茶、酒以及民俗等文化方面。瑶族人民很注意药食同用，经常制作一些含有保健、防病、治病草药的食物来预防疾病。春季宜食清淡可口之品，忌油腻生冷之物；夏季在饮食上宜食清淡爽口之品，忌油腻、生冷苦寒的食物，适当选取有酸味、辣味的食物，以增强食欲；秋季尽量少食辛辣之品，亦少食寒凉食品，要适当多吃些温性食品；冬季在饮食上可以吃些温热性食物，切忌黏、硬、生、冷食物。体质偏热之人，宜食寒凉而忌温热之品，体质偏寒之人则反之；又因为各种食物含不同的养分，故要调配适宜，不可偏食。此外，从预防的角度看，某些易使旧病复发或加重的“发物”亦不宜食。瑶民将食物与中药，以及食物的辅料、调料等相配合，通过加工调制而成药膳。瑶家端午节药膳如制作田螺菜。端午当天下午捡的田螺，置于清水中数小时，不时搅拌，促其吐尽沙泥，剪去田螺壳的尾尖，洗干净，放入锅具内熬煮约一小时，期间不时搅拌翻滚，起锅前放入油和盐，最后加一把鲜薄荷叶。薄荷叶甜香，可开胃；吸吮壳中螺肉并食之，可利水清热，防治热结小便不通、脚气、消渴、水肿等病。饮此汤则可防治眼睛疾病，如目赤热痛等症。又如制作鸡矢叶饼。将糯米浸泡后，与鸡矢叶一起打成糊浆，装入布袋，悬挂沥水，5 至 10 小时后水滴干，把布袋内浆渣捏成面饼（每块直径约 5 厘米大小），用油煎食，吃饱即可，亦可代饭食。此饼功效为祛风活血、止痛解毒、利湿消积。多食用鸡矢叶饼，可预防风湿病。

（六）调药：主要内容为养生药剂的选配调制。其制剂多为纯天然食性植物药；其制法也多为粗加工调剂，其剂型也多与食品相融合。对此，古代常有“药膳”“法膳”之称，其应用范围也较广。适合人群较多，营养内容也涉及医、药、饮食文化等方面。瑶族人民非常善于利用居住环境周围丰富的药物资源来防病治病，如五月端午节这一天用大风艾、小钻、五加皮、红杜仲、穿破石、走马胎、宽筋藤、当归藤、钩藤、五指牛奶、毛桃根、大血藤等瑶药煎汤熏洗全身，可舒筋活络、除湿祛痹痛。此外还用菖蒲、艾叶、八角枫、地风藤等煎水洗澡预防生疮害病。

（七）调术：是以上养生之术以外的一种非食非药的养生方法，即利用按摩、推拿、针灸、沐浴、熨烫、磁吸、器物刺激等方法进行养生。

第四节　瑶医特色疗法在医养结合中的应用

一、瑶医滚蛋疗法

瑶医滚蛋疗法指采用瑶药煮制并浸泡过的禽蛋，在身体局部进行滚动，以治疗疾病的一种方法，分为热滚法和冷滚法。

【疗法功效】

热滚法具有散寒除痧、舒筋通络等功效。

冷滚法具有清热祛毒、舒筋通脉等功效。

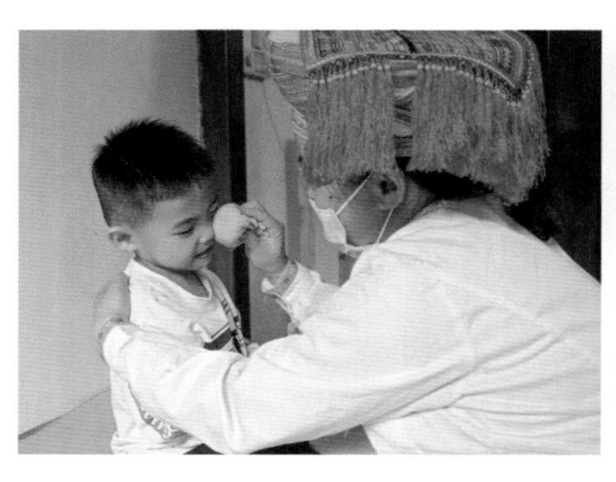

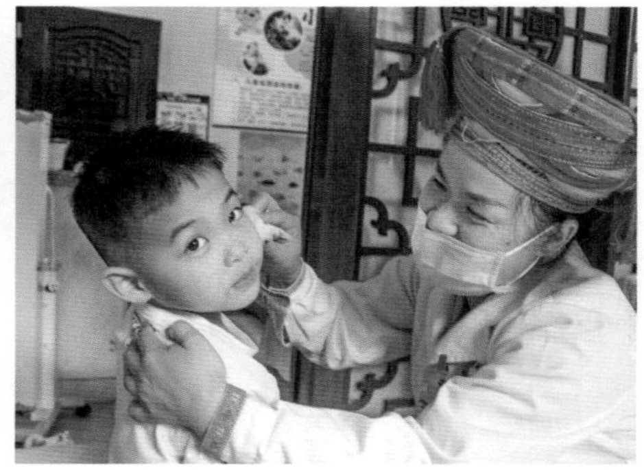

【适用范围】

适用于轻症的痧症[①]、松节类病[②]、皮肤瘰症[③]、干症[④]及小儿干病[⑤]、小儿闹脚[⑥]。

【操作方法】

1. 热滚法：选用新鲜禽蛋2个，加水或药水800毫升把蛋煮熟。蛋熟后降至适宜温度，在额头、颈、胸、腰等部位依次反复滚动热熨，2个蛋轮流滚动，直至微出汗而止。操作过程中蛋凉后，可再放入药液中加热。感冒可添加生姜、葱白、艾叶等，风湿可添加杜仲、羌活、独活等，跌打损伤可添加桃仁、红花，消化不良可添加山楂、鸡内金、神曲等。

2. 冷滚法：将生蛋反复滚动，基本方法同热滚法。

【注意事项】

1. 皮肤破损、溃疡或化脓者禁用。

2. 操作时要注意蛋的温度，以患者能忍受为度，避免烫伤。

3. 治疗用过后的蛋不适宜再食用，应做废弃处理。

二、瑶族药浴疗法

瑶族药浴疗法是指采集新鲜草药，分别捆成小把，放入大口锅中煎煮，煮沸后半小时，趁热将药液倒入高约70厘米、直径约60厘米的大桶中，加冷水适量，保持水温在38℃左右进行洗浴。

【疗法功效】

具有祛风除湿、舒筋活血、解毒通络、强身健体等功效。

---

① 轻症的痧症：指感冒初期。

② 松节类病：指关节酸痛、肿痛。

③ 皮肤瘰症：指皮肤肿胀。

④ 干症：指热症。

⑤ 小儿干病：指小儿黄水疮、肺炎、无名高热。

⑥ 小儿闹脚：指小儿消化不良、厌食。

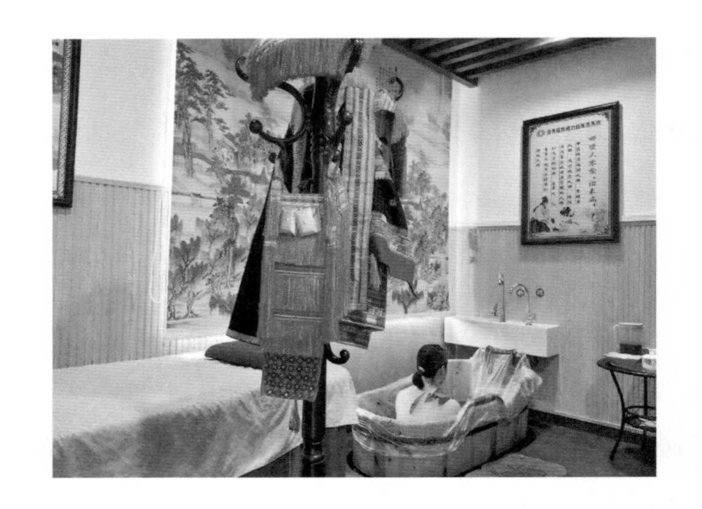

【适用范围】

适用于风寒湿毒所致的恶寒、身痛、关节不利、手足麻木、半身不遂、腰腿痛、因疲劳或跌损引起的皮肤肿胀、肌肉酸痛、风病①、急慢性腰腿痛、坐骨神经痛、偏瘫、多发性神经炎、跌打损伤、皮肤瘙痒、妇女产后风、外感身痛等症。

【操作方法】

取瑶药，加水煎煮，煮沸 20 ～ 30 分钟后，取药液倒入浴桶中，药液量一般为 20 ～ 25 克，取坐姿，以使药汤能泡至肩头为宜。水温一般以 38 ～ 42℃为宜。每次浸泡时间不超过 40 分钟，每日 1 次，10 日为 1 个疗程。风湿疼痛可采用半枫荷、透骨香等瑶药，跌打损伤可选苏木、赤芍等瑶药。

【注意事项】

1. 孕妇、心脏病或心功能不全者、有出血倾向者、皮肤严重破损者、有活动性肺结核及其他传染病者、肝肾功能不全者、精神病、癫痫、不能自我约束者等禁用。

2. 饥饿及饱餐后 20 分钟内不宜泡浴。

3. 泡浴时应选择通风良好的地点，泡浴过程中或结束后不宜快速站起。

① 风病：瑶医病名。包括风湿性疾病、类风湿性疼痛。

三、瑶医佩药疗法

瑶医佩药疗法是指系挂含有芳香性、挥发性药物的香囊、香袋，以治疗疾病的方法。

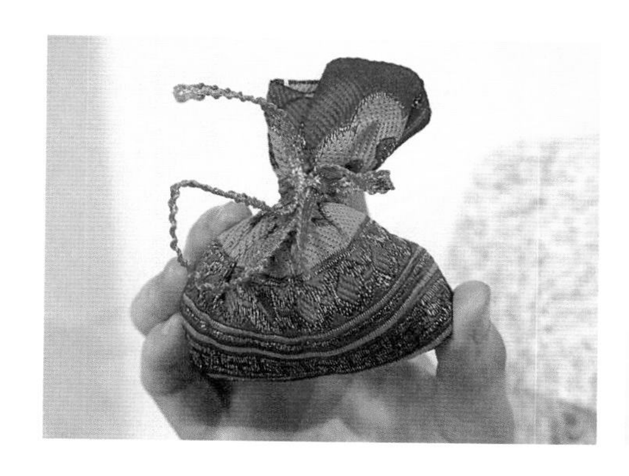

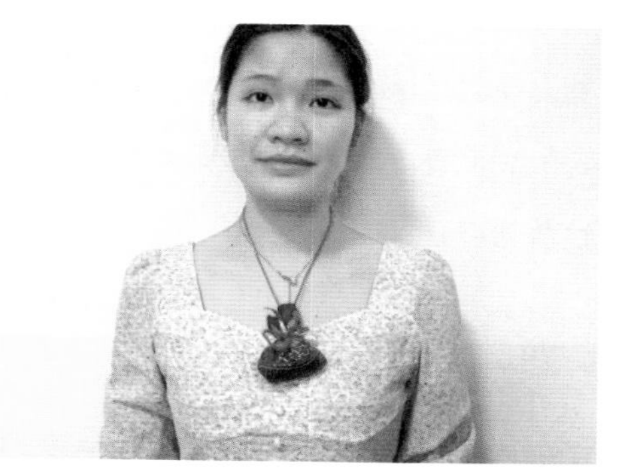

【疗法功效】

具有芳香辟秽、祛邪解毒、清热消肿、散风止痒、安神定志等功效。

【适用范围】

适用于感冒、时疫、瘟疫、骨蒸、疟疾、小儿疳积、鼻炎、小儿久痢、风疹等。

【操作方法】

1. 香囊（袋）法

用绛绢做成小囊或小袋，将所选药物研末，装入囊或袋内，缝严或用胶水粘严，固定即成。使用时，把香囊（袋）系挂于患者颈项、胸前或内衣口袋及其他部位。每日使用 6 小时以上，或日夜佩挂不除，直至病愈。

2. 口罩法

用多层纱布做口罩，将药物研末，撒在各层纱布之间，密缝固定即成。使用时，病者将口罩戴于口鼻，每日使用 6 小时以上。

3. 项圈法

将药物加工成圆珠状、棱状等各种美观的工艺品，中心钻孔，用丝线串成项圈、项链即可。使用时，让病者挂于颈项，每日使用 6 小时以上。

【注意事项】

1. 缝制药佩所用的布料需选用丝绸或薄棉布，以利于芳香药物挥发分散，不宜使用尼龙化纤布制作，以免影响疗效。

2. 药佩中药物多含芳香挥发性成分，不使用时需置阴凉处密封保存，以免药味散发变淡，影响疗效。

3. 使用本法时，如出现对药佩过敏的现象，应立即终止使用，必要时需进行抗过敏治疗。

四、瑶医撮痧疗法

瑶医撮痧疗法是指施术者用手指撮、扯、拧、提患者体表的一定部位，调畅气机，舒畅气血，以治疗疾病的方法。刮痧疗法亦称扯痧、拧痧、挟痧、抓痧、挤痧、楸痧等。

【疗法功效】

具有行气开闭、调畅气机、宣泄痧毒等功效。

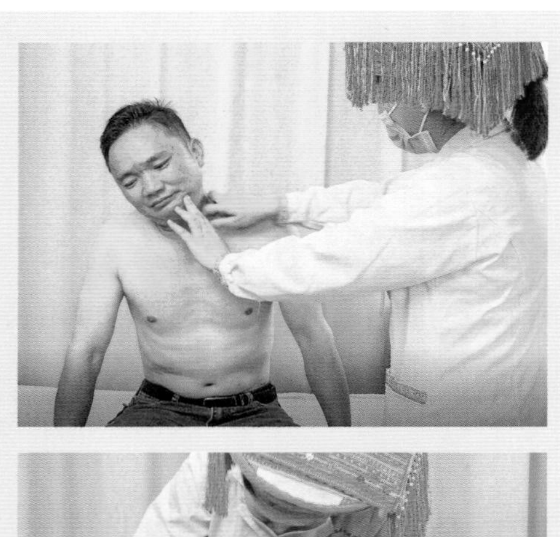

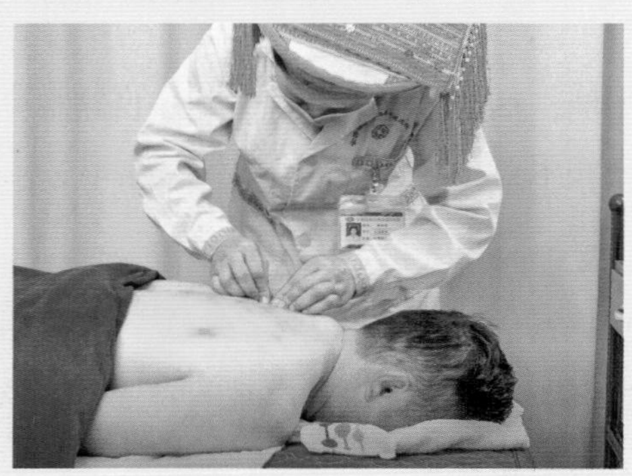

扫码观看

【适用范围】

适用于暑痧、寒痧、产后痧、胎前痧、头风痧、盘肠痧、脘痛痧、穿膈痧等。

【操作方法】

1. 撮痧法

施术者用双手拇指，从患者两眉间（上丹田）开始，沿正中线往上推至前发际，然后分别向左、右外侧分抹至太阳穴，绕过耳后至双侧后发际，并用手指勾点风池穴，抓双侧肩板筋，以促使患者清醒，再沿背部督脉和足太阳经从上向下抓至腰板筋为止；胸部则从胸骨上的华盖穴撮起，然后沿左、右第 2 肋间隙，一左一右地对称撮，一般撮出 5 ～ 7 道痧痕即可；上肢的操作是从腋前开始，先抓手三阳经这一侧，后抓手三阴经的另一侧，最后分别拔伸双手五指，掐虎口。

2. 挟痧法

施术者五指屈曲，用食指、中指的第 2 指节对准撮痧的部位，把皮肤与肌肉挟起，然后松开，这样一挟一放，反复进行，在同一部位连续操作 6 ～ 7 遍，这时被挟起的部位就会出现痧痕。

3. 扯痧法

施术者用大拇指与食指用力扯提患者体表，使小血管破裂，以扯出痧点来。主要部位在头额、项背、颈部、面额的太阳穴和印堂穴。

4. 挤痧法

施术者用两手的拇指，或单手食指、拇指，在疼痛的部位，用力挤压，连续挤出一块或一小排紫红痧斑为止。

5. 揪痧法

施术者用右手食指、中指拳曲，指背蘸清水或低度酒使其润湿，在患者的喉咙两旁，或第 6 至第 7 颈椎上下用力揪拔，并连连发出“吧吧”声响为止。

【注意事项】

1. 撮痧治疗室要宽敞、空气流通，同时要注意保暖，防止患者感受风寒。

2. 撮痧部位要做常规消毒后再施撮痧术。

3. 撮痧手法要轻重适宜，以患者能耐受为度。

4. 婴幼儿皮肤较娇嫩，手法要求轻而快，防止撮伤皮肤，引起感染。

5. 撮痧过程中，如见患者冷汗不止、吐泻不止、脉象沉伏等情况，应停止撮痧，并及时施以综合抢救，防止发生意外。

五、瑶医梳乳疗法

瑶医梳乳疗法指用瑶药水熏洗乳房，再以木梳梳理乳房，以治疗乳房疾病的一种方法。

【疗法功效】

具有理气活血、疏通滞塞、排腐生新、散结止痛等功效。

【适用范围】

适用于乳腺炎、产后缺乳、产后乳汁充盈不出、奶结、乳房胀痛、乳腺增生等乳房疾病。

【操作方法】

1. 患者正坐，医生右手持木梳，左手将患者乳房轻轻托起，在患处轻轻梳，每次 10 ～ 15 分钟，也可以由患者自己操作。

2. 患者自己先用手牵拉乳头，轻轻向上抖动。每次抖动次数为 50 ～ 100 次，频率宜稍快，以每分钟牵拉抖动 100 次为宜，牵拉后再用木梳背烤热按压乳房硬结处，以感觉患处发胀为宜，不宜太重。每日 3 次。

【注意事项】

1. 木梳要干净，梳乳时不宜用力过大，以免弄伤皮肤。

2. 操作时沿乳腺管分布方向，由乳头梳向外侧，不可逆梳，在运用本疗法的同时，配合熏洗、药物外敷等疗法，以求更好疗效。

3. 在治疗奶结、急性乳腺炎时，应保持乳汁通畅，病乳不宜哺儿，应挤掉，并要多饮水，保持大便通畅。凡乳房肿痛、乳房溃疡、乳房皮肤疮疖、乳腺炎已化脓者均禁用。

六、瑶医杜闷倒

瑶医杜闷倒是利用植物的藤茎做原料，经过加工炮制而成药棒（棍），在酒精灯上点燃药棒一端片刻后，熄掉明火，隔物间接地在一定的穴位上，施以适当的温热刺激，通过筋脉的传导作用而达到治病和保健目的的一种方法。

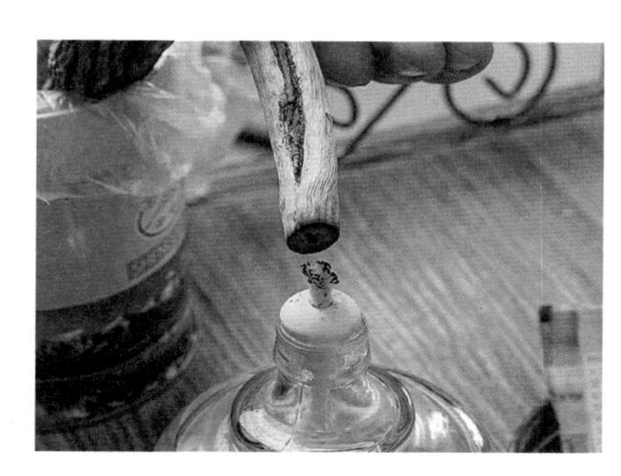

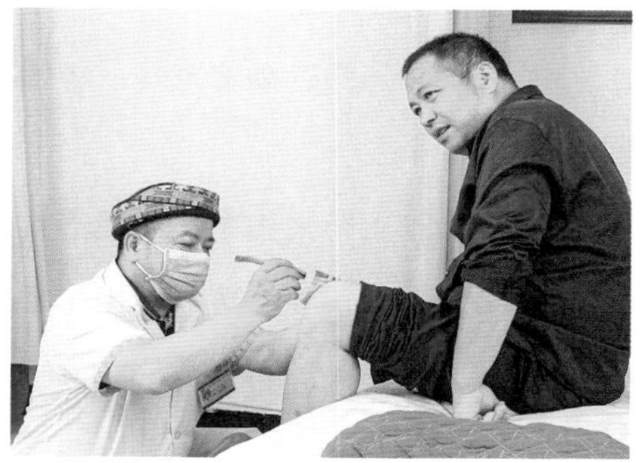

【疗法功效】

具有祛风除湿、温中散寒、回阳固脱、活血化瘀、通络止痛等功效。

【适用范围】

适用于头痛、骨质增生、类风湿性关节炎、风敌松闷[①]、内风症[②]、乳腺小叶增生、痧症[③]、鼻炎、腹痛、月经不调、气滞痛经、湿痰带下、如涕豪[④]、脉伏、肢冷、昏厥等，可急救之，令脉起指温。

【操作方法】

一盏酒精灯（煤油灯、蜡烛、炭火等均可），一根 15 ～ 20 厘米长的药条、药枝或动物骨，把药条、药枝或动物骨一端放在酒精上燃烧，明火熄后，把燃着暗火的药枝包裹于 2 层牛皮纸内即可在患者身上穴位施灸；另一种方法是在穴位上来回熨灸。

---

① 风敌松闷：瑶医病名。相当于中医的风湿骨痛。

② 内风症：瑶医病名。相当于中医的中风后遗症。

③ 痧症：瑶医病名。相当于中医的风寒感冒。

④ 涕豪：瑶医病名。相当于中医的腹泻。

【注意事项】

1. 对于过劳、过饱、过饥、醉酒、大渴、大汗、大惊、大恐、盛怒等不宜应用。

2. 凡是外感温病，阴虚内热，实热症一般不宜施灸。

3. 施灸后皮肤处出现红晕是正常现象。若热力过强，施灸过重，皮肤发生水疱时就应予以适当处理。

4. 可以正常洗澡，如有疮疡，擦澡时则应小心疮面，不要过久浸泡，不要洗脱结痂。

5. 要注意防止药火将牛皮纸烧透或点燃而灼伤患者或烧坏患者衣服。

6. 要注意保持精神愉快，心情开朗，静心调养，戒色欲，勿过劳。清淡饮食，以助疗效。

七、瑶医茶疗法

瑶医茶疗法，亦称“打油茶疗法”，是指通过药食同用的瑶药组方，做成茶饮，以防治疾病、强壮体质的一种方法。

【疗法功效】

具有温经通络、行气散寒、健脾醒神、清利头目的功效。

【适用范围】

适用范围广，如痛风、风湿病、产后乳汁缺乏症、肾虚腰痛、肾虚引起的小儿脑积水、智力不足、囟门迟闭等症，以及老人肝肾亏虚、慢性虚寒性疾病、急性热性病等。

【操作方法】

先烧好开水或炖好骨头汤，后将生姜、茶叶、花生、葱须、蒜白和少许炒米一起放入石臼捣成泥状，放入锅中加食用油翻炒，炒至冒白烟，淬入沸汤滚两下即成。饮用时，加味精、炒米、麻蛋，送食点心。

【注意事项】

1. 食疗讲究整体观，强调平衡和统一，因此要非常注意食物各自的性味和功效，使用时只有根据具体情况，辨症选用和配伍，才能达到疗和养的目的。

2. 食疗较为温和，因此必须要有耐心，即坚持服食较长一段时间，方能看出其效果。

3. 食疗对防治疾病、增强体质均有一定的疗效，但相比较而言，对治疗疾病，其作用、功效和针对性不及药疗快速，因此只能起辅助治疗的作用，特别是重病、危病、急病，不能只单独依靠食疗，而是应在医生的指导下应用药物治病。在强身保健、预防疾病方面，则可充分应用食疗进行，发挥其独特的作用。

4. 某些疾病如咳嗽、红斑狼疮、慢性肾炎等，忌食海鲜、牛肉、羊肉、鸡肉、虾、蟹，姜、葱、姜、韭菜、辣椒、酒、竹笋、芥菜、腌腊之品等荤腥或辛辣食物。

八、瑶医杉刺疗法

瑶医杉刺疗法是采用杉树分枝上的叶刺在人体局部进行叩击的外治方法。用时可取新鲜杉树一小侧枝，视病变部位的大小选取杉树枝的长短。

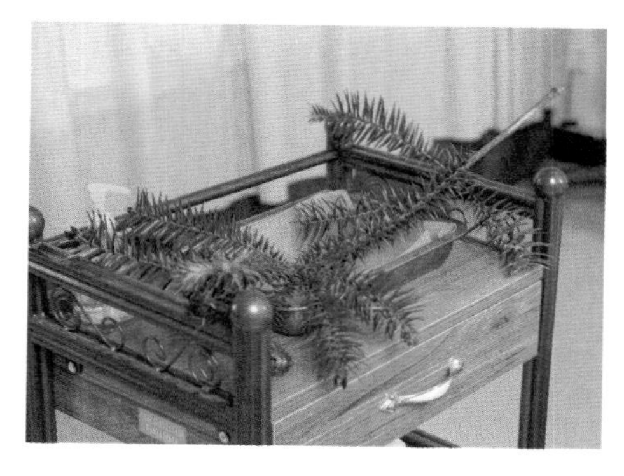

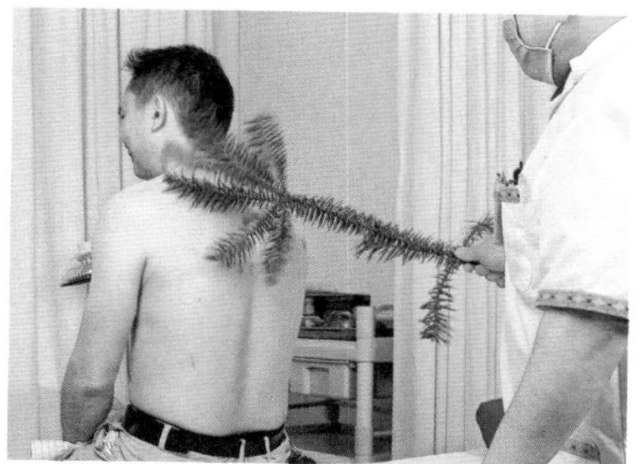

【疗法功效】

具有祛风、清热、疏通经络等功效。

【适用范围】

适用于四肢关节的炎症性病变、热症、急症及麻痹症的治疗。

【操作方法】

1. 施术部位：颈部、肩部、胸背部、腰背部、四肢等，依病情选择。

2. 刺激手法：以右手拇指末节及食指的中节握住树枝近端，运用腕部之力使杉枝远端轻轻叩击患部。其刺激强度可根据不同患者、不同疾病、不同部位而定。轻度刺激：叩击时，使用轻微腕力，患者感到被刺部位有热感、瘙痒感或轻微的疼痛感，局部出现潮红或丘疹。常用于小儿发热，消化不良及颜面部疾病的治疗。中度刺激：叩击时，腕部用力稍大，使患者感觉有轻度疼痛，局部可出现丘疹及少许渗血。常用于躯干及四肢的治疗。重度刺激：腕部的叩击力较重，使患者有明显的疼痛感，但能忍受，局部有如陶针刺样出血现象。常用于四肢关节的炎症性病变、热症、急症及麻痹症的治疗。

【注意事项】

1. 操作时选穴准确，体位适当，手法灵活。

2. 针刺（重度刺激）完毕，在针刺点处涂碘酒消毒，以防感染。

3. 皮肤有外伤感染或溃疡破损处、体质虚弱、孕妇、婴幼儿、妇女经期及患有出血性疾病者禁止使用。

九、瑶医药推疗法

瑶医药推疗法，又称“挟药推刮疗法”，是以瑶医筋脉理论为指导，采用推、刮手法，并配合药物推拿，使邪退正复或扶正祛邪，以防治疾病的治疗方法。

【疗法功效】

具有疏通经络、活血化瘀、散经止痛、清利头目、开胸导滞、缓痉镇痛等功效。

【适用范围】

适用于小儿干病、小儿急惊风、小儿慢惊风及风症或风敌闷[1]、跌打扭伤、闪腰、眩晕、胃脘不适、颈椎病、落枕、腰肌劳损等病症。

① 风敌闷：瑶医病名。相当于中医的风湿痛。

【操作方法】

瑶医药推疗法遵循“先上后下”的原则，即先头继手，再胸背，后下肢。

1. 头部推刮：医者两手拇、食指各捏药姜一片或药姜一撮，两手对持，用力适中，由印堂开始缓缓向上推过神庭，达顶百会，继往后推至大椎止。然后再从印堂由内向外上推至两侧头维穴。复由印堂向外推至两侧太阳穴，如法推刮 8 次即可。

2. 手部推刮：医者左手握患者掌部（男左女右）掌心向上，医者右手拇指食指捏持药姜，先在患者食指外侧由指尖推向三间穴，连续 8 次，复将药姜由小指外少泽穴向下推刮至腕关节内侧横纹大陵穴止，再复从肘关节内侧之曲泽穴推刮至食拇掌侧末端，然后如法依次推刮余指。最后再由曲泽穴由上而下推至大陵穴，转出太渊穴推至食指掌侧指尖端；从肘关节外侧曲池穴自上而下推至太渊穴，转出神门穴达小指尖端。上法每一过程均需重复 8 次。在推刮完手之内侧后，将其手背向上，医者左手轻握其四指，右手拇指捏药姜，由肘关节外侧从上往下缓缓推刮至拇指背侧末端，连续 8 次，并再往上复推刮至肘关节外侧 8 次。如此来回过程，手背即算推刮完毕。上述各法推刮完毕后，医者按拇指至小指为序，轻握各指并轻抖几下，使其关节滑利，经脉疏通。

3. 胸腹部推刮：先捏药姜由鸠尾直推刮至脐眼，然后再由天突穴推刮至脐眼 1 次，这有利于胸阳振奋，邪从腑出。然后用双手拇、食指捏药姜，从其双侧天池穴由内向外、向下推刮至大包穴，续推 8 次。再由两胁章门穴从外向内、向下推刮至脐眼，如法 8 次。在胸腹部位使用推刮时，要注意配合呼吸。

4. 背部推刮：在脊柱中线至阳穴处开始直往下推至尾椎部位，连续 8 次。复由京门穴由外向内、向下斜推至命门 8 次，以达到固守肾气，祛邪下出的目的。

5. 下肢推刮：先持药姜从拇趾内侧隐白穴推往足后大钟穴 8 次。再由小趾外侧至阴推至仆参穴，共 8 次。然后从膝眼沿胫骨前面自上向下推至踝关节前之解溪穴。复由内膝眼沿胫骨内侧推至商丘穴，转出踝关节外侧丘墟穴，推至小趾之至阴穴，连续 8 次。再复以犊鼻穴始，沿小腿外侧从上至下推刮至踝关节外侧至丘墟穴，转入踝关节内侧商丘穴，推至拇趾隐白穴，如法 8 次。最后用手指蘸生桐油在腘窝处横截涂擦1次，意为断邪上行。

全身各部推刮完之后，宜取生桐油加热至温，医者用手指蘸桐油在其各大关节和各部推刮的起始部位轻轻涂擦一次，即宣告瑶医挟药推刮疗法结束。

【注意事项】

1.手法速度要均匀有序，推刮后以全身微微出汗为度。

2.着力要平稳，不要损伤皮肤。

十、瑶医药枕疗法

瑶医药枕疗法指将具有挥发性、芳香性的药物制成枕头或将药物装入枕头中，患者睡觉时头部接触枕头，以达到治病目的的一种治疗方法。

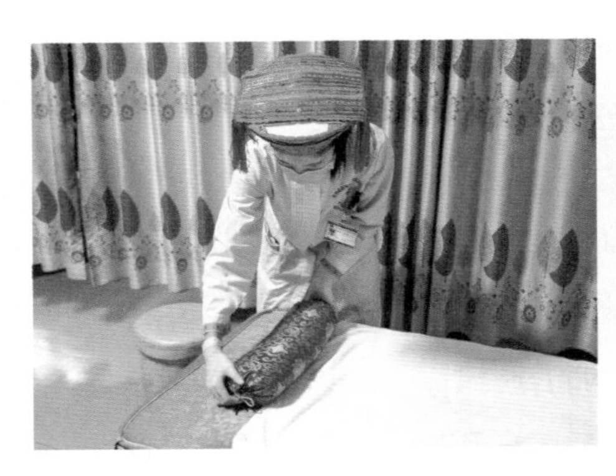

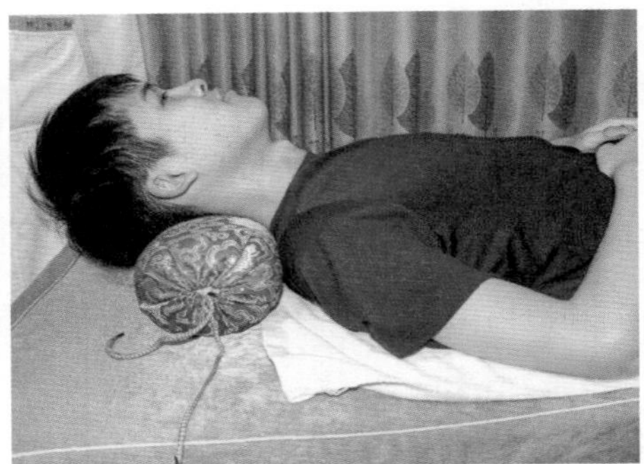

【疗法功效】

具有芳香通窍、怡神醒脑、安神益智、调养脏腑、养元强身、清肝明目、宣肺化痰、益卫固表、疏通经络和调整阴阳等功效。

【适用范围】

适用于头痛、近视、失眠、善忘、虾症[①]、鼻塞和耳聋等病症。

① 虾症：瑶医病名。相当于中医的咳症。

【操作方法】

1. 枕芯的制备

①布枕芯：用棉布缝成长约 50 厘米、宽约 30 厘米的枕芯。将所选药物研碎，撒入木棉或棉花等填充物中，装入枕芯，外加棉布枕套即成。

②木枕芯：用柏木板或槐木板做成长 50 厘米、宽 30 厘米、高 6 厘米左右的木盒，木盒四周钻百十孔，将药物研碎后装入盒内，外用棉花、棉布分层包裹，外加棉布枕套即成。

2. 使用方法

用备好的药枕做枕头入睡，可连续使用 3 ～ 6 个月，久用或寒冷天气可先烘烤使其有温热感后枕之入睡，每次使用前可轻轻拍打使其松软后再用。

【注意事项】

1. 作药枕之药应尽量选用当年采集的药物，虫蛀、发霉的药物不宜使用。

2. 应用本法时，须辨症用药，一般常用偏于辛香走窜的植物药的花、叶、皮、籽。但应注意，初用时过于芳香、气味浓烈的药物应尽量少放，以免影响睡眠。

3. 对选用的药物应进行加工使之蓬松柔软，装入透气较好的布袋里，以利药力的透散。

4. 使用药枕后，如发生皮肤发痒、起风团或鼻痒等症状者可能为药物过敏所致，要及时停用或更换。

5. 药枕疗法奏效较慢，因此，在使用时要有耐心，坚持枕用，方能有效。

6. 孕妇及皮肤过敏者禁用。

十一、瑶药针竹罐疗法

瑶药针竹罐疗法是广西桂北瑶族地区所特有的一种治病方法，是瑶族外治的精华，是瑶族先民在与疾病长期的斗争中，充分利用瑶山金竹罐，结合祖国医学的针灸，创造出一套简便、灵验、效捷的瑶药针竹罐疗法。

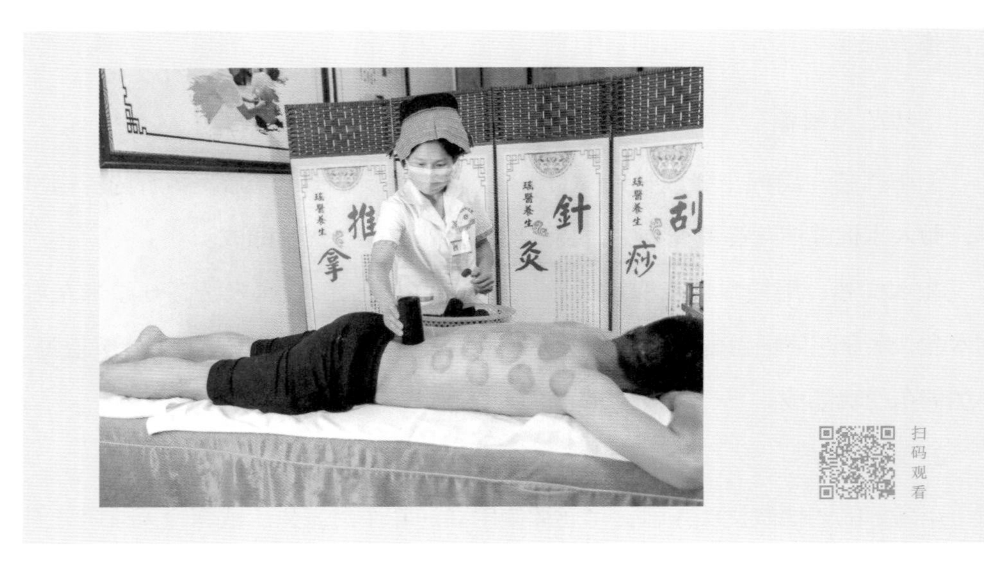

【疗法功效】

具有针刺、竹罐、瑶药三重功效，可疏通经络、调和阴阳、调节脏腑功能、扶正祛邪、解毒祛邪、启关透窍、穿经走脉、泄热逐邪、祛风除湿。

【适用范围】

适用于颈腰、膝关节、肩关节等脊柱、关节相关疾病，以及中风偏瘫等经络病症，以及感冒、痧症、风寒湿痹症、亚健康调理。

【瑶药竹罐优势】

取材方便、制作简单、轻便耐用、便于携带、经济实惠、不易破碎；竹罐吸附力大，不仅可以用于肩背等肌肉丰满之处，而且应用于腕、踝、足背、手背、肩颈等皮薄肉少的部位，与玻璃罐比较，吸附力具有明显优势；另外，竹罐疗法在应用时可放于煮沸的药液中煎煮后吸拔于腧穴或体表，即可通过负压改善局部血液循化，又可借助药液的渗透起到局部熏蒸作用，形成双重功效，加强治疗作用。

【操作方法】

1. 准备竹罐，用坚固无损、正直、口径在 1.5 ～ 5 厘米之间，大小不等，长约 6 ～ 8 厘米的金竹竹罐，一端留节作底，另一端作罐口，用刀刮去青皮及内膜，厚薄适中，用砂纸磨光，使罐口光滑平正。

2. 治疗前根据疾病配药，用纱布袋装好备用。临床常用感冒方[①]、风湿方[②]、保健方[③]，将特制竹罐与瑶药共同煎煮。然后，摸经诊病，先用指法在病变经络探查痛点或反应点。

3. 局部常规消毒，手持一次性针灸针，对准痛点快速进针，得气后留针。

4. 将特制瑶药及竹罐，一起放入蒸锅，加水 5000 毫升，煮沸 30 分钟，取出并甩尽药水，然后点火在竹罐内绕 2 ～ 3 圈，迅速置于应拔部位，使其吸住皮肤，7 ～ 10 分钟后取下，以出现瘀斑或充血为度，每日 1 次，3 天为 1 个疗程，疗程间隔 3 ～ 5 日。

【注意事项】

1. 针灸时要注意针灸的注意事项。

2. 拔罐时要选择适当体位和肌肉丰满部位为宜。若体位不当、移动、骨骼凸凹不平、毛发较多的部位易导致竹罐吸附不稳而脱落。

3. 拔罐时要根据所拔部位和范围选择大小不同的药罐，操作要迅速、准确。

4. 药罐取出时，要甩净水珠，以免烫伤皮肤，如有不慎烫伤皮肤，在点刺水泡时创口不要太大，必要时可擦上龙胆紫药水，以防感染。

5. 有皮肤过敏、溃疡、水肿及大血管分布部位，不宜直接拔罐。

6. 高热抽搐者，以及孕妇的腹部、腰骶部亦不宜拔罐。

十二、瑶医灯草灸

瑶医灯草灸，是用特制的瑶药酒浸泡好的灯心草芯沾上茶油，点燃后用明火直接点灸患者痛处的一种治疗方法。

灯心草，又叫“灯芯草、蔺草、龙须草、野席草、马棕根、野马棕”，是多年生草本水生植物，地下茎短，匍匐性，秆丛生直立，圆筒形，药用是取出茎髓阴干。

① 感冒方：此方由三姐妹、刺鸭脚、鸭仔风、双钩钻等瑶药组成。
② 风湿方：此方由大钻、小钻、九节风、麻骨风、下山虎、入山虎等瑶药组成。
③ 保健方：此方由鸡血藤、三姐妹、透骨消、土牛膝、红九牛、血风藤等瑶药组成。

在民间，瑶医有顺口溜：“拿火一点，病痛离我远一点”“慢的痛拿药供，急的痛拿火烘”。这是瑶医灯心草点灸疗治疗的经验总结。它有老少皆宜、携带方便、费用低、见效快、不良反应少的特点。金秀瑶族灯草灸疗法已于 2018 年被列为第七批自治区级非物质文化遗产代表性项目名录。

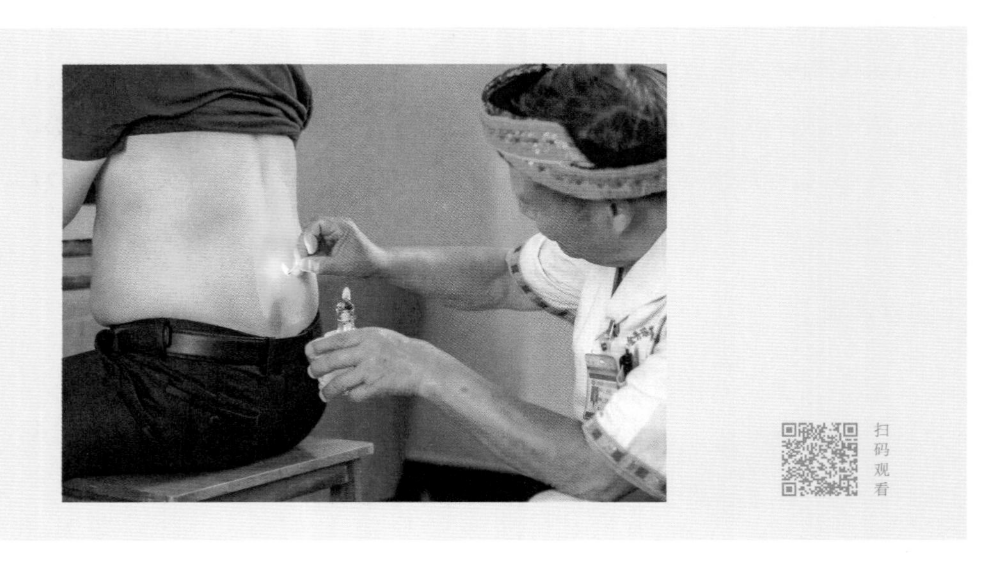

【疗法功效】

具有温中散寒、活血化瘀、回阳固脱、通络止痛等功效。

【适用范围】

一般急性病、痛症、儿科疾患、外科疾病，如头痛、牙痛、睑腺炎、颈淋巴结核、呕吐、腹泻、小儿惊风等。

【操作方法】

1. 药酒制备

医者首先要上山采集灯心草、刺五加皮、细辛、钻骨风、两面针、穿破石、七叶一枝花、下山虎，用 30 ～ 50 度米酒把采集到的药材浸泡成药酒，然后用药酒浸泡灯心草，制作过程中要三浸三阴干，最后密封备用。

2. 灯芯草准备

治疗时把制好的灯心草浸茶油。

3. 操作过程

先将施灸穴位常规消毒，右手持 3 厘米粗的灯心草 1 根，蘸以茶油，以尖端在酒精灯上点燃，对准穴位迅速灼灸，当灼及皮肤时，发出“啪”的声响，称“一燋”。每穴每次灸一燋，至局部皮肤稍有红晕。

【注意事项】

1. 本法灸灼处多有小块灼伤，注意保持伤处清洁，以防感染，灸后 3 日内不宜沾水。

2. 灯心草蘸油要适量，以不滴油为度。

3. 对儿童，体质敏感者，体弱者，颜面、眼眶周围等部位，灸灼要轻，燋数要适当，不可太多。

4. 动脉浅表部、大静脉浅表部、孕妇腹部均不宜点淬。

5. 如遇毛发处最好剪去，淬灸后要保持穴位皮肤清洁，以防感染。

十三、瑶医长龙灸疗法

瑶医长龙灸疗法是在督脉、膀胱经行隔药灸，运用经络、生姜泥、瑶药、艾灸等综合作用于一体的治疗方法。

【疗法功效】

具有温经散寒、驱寒除湿、扶阳固脱、消瘀散结、防病保健等功效。

【适用范围】

常用于治疗各种脏腑虚寒症及实寒症，如寒凝血滞、经络痹阻所致的寒湿痹痛、痛经、闭经、胃脘痛、泄泻、腹痛、颈腰腿痛等，以及老年病、慢性病及亚健康的调理等。

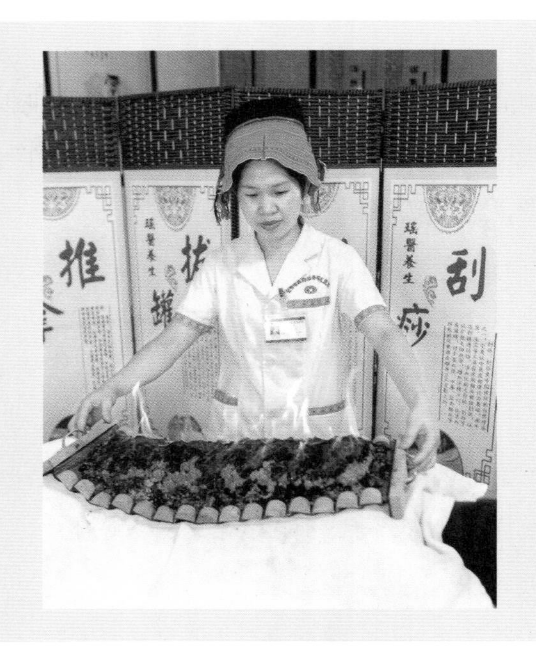

扫码观看

【操作方法】

1. 使用特制的瑶药酒均匀涂抹在背部，运用点、按、擦等按摩手法直接作用于患者身体背部的经络穴位上，使局部皮肤潮红微热。

2. 将老姜（小黄姜）打成泥状后平铺在患者背部。

3. 采用独特的瑶药灵香草、火绒艾、土防风与陈艾打碎混匀后放置姜末上。

4. 在艾绒上撒上少许 95% 酒精，点燃至艾火烧尽即可。

【注意事项】

1. 对于过劳、过饱、过饥、醉酒、大渴、大汗、大惊、大恐、盛怒等不宜应用。

2. 凡是外感温病，阴虚内热，实热症一般不宜施灸。

3. 施灸后皮肤处出现红晕是正常现象。若热力过强，施灸过重，皮肤发生水疱时就应予以适当处理。

4. 灸后 4 小时后可以正常洗澡，如有灸疮，擦澡时则应小心疮面，不要过久浸泡，不要洗脱结痂。

5. 灸疗过程中要注意防止艾火掉落，灼伤患者或烧坏患者衣服，随时询问患者艾灸的温度是否适宜，以免烫伤。

6. 要注意保持精神愉快，心情开朗，静心调养，戒色欲，勿过劳。清淡饮食，以助疗效。

十四、瑶医紫铜罐疗法

瑶医紫铜罐疗法是瑶医在传统拔罐疗法的基础上，选用紫铜罐作为工具，利用燃烧造成负压，使罐吸附于施术部（穴位），并在定罐基础上施以特殊手法以增强温热刺激，使局部发生充血或瘀血现象，从而达到治疗目的的一种特色疗法。

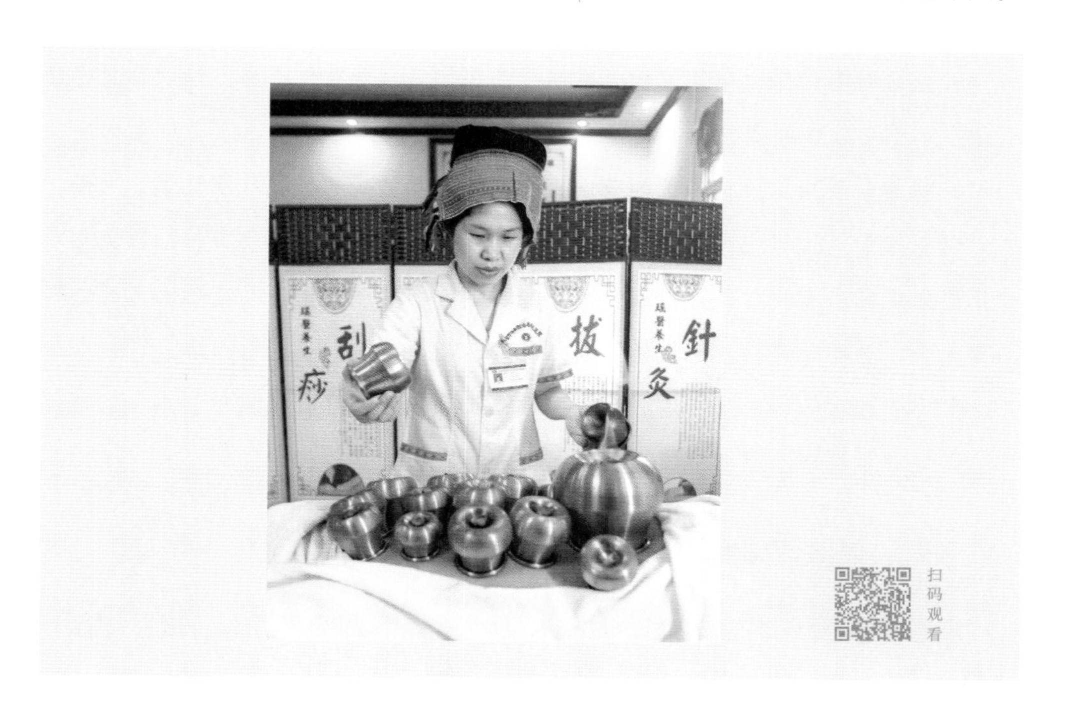

【疗法功效】

具有温阳散寒、除湿止痛、祛风通络、活血散结等功效。

【适用范围】

常用于风寒湿痹症、颈肩腰腿疼痛、肌肉劳损等疾病，也可用于亚健康的调理。

【操作方法】

1. 施术部位进行常规闪罐，充分放松局部肌肉组织。

2. 用特制的瑶药酒均匀涂抹在皮肤局部，通过点、按、揉等按摩手法使药酒吸收。

3. 紫铜罐定罐，在罐底放置酒精棉球，点燃，直至患者感觉微烫，立即熄灭，如此循环 2 ～ 3 次，一般留罐 10 分钟。

【注意事项】

1. 对于过劳、过饱、过饥、醉酒、大渴、大汗、大惊、大恐、盛怒等不宜应用。

2. 凡是外感温病、阴虚内热、实热症一般不宜进行此操作。

3. 拔罐时要选择适当体位和肌肉丰厚部位为宜。若体位不当、移动、骨骼凸凹不平、毛发较多的部位易导致紫铜罐吸附不稳而脱落。

4. 拔罐时要根据所拔部位和范围大小选择不同的药罐，操作要迅速、准确。

5. 留罐加热过程中，随时注意控制温度，以及不能随意移动身体，以免棉球掉落烫伤皮肤或衣物。若罐内温度过高，不慎烫伤皮肤起泡，在点刺水泡时创口不要太大，必要时可擦上龙胆紫药水，以防感染。

6. 有皮肤过敏、溃疡、水肿及大血管分布部位，不宜直接拔罐。

7. 高热抽搐者，孕妇的腹部、腰骶部亦不宜拔罐。

十五、瑶医背部经络推疗法

瑶医背部经络推疗法是通过推、拿、揉、搓等手法调理背部、肩部、颈部、腰部，从而达到防病治病目的的一种治疗方法。

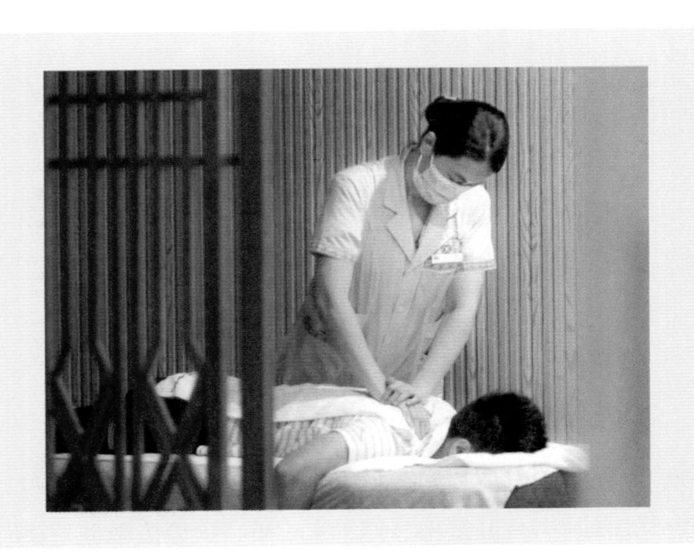

扫码观看

【疗法功效】

消除疲劳，缓解颈椎、肩膀、腰肌等部位的疼痛。

【适用范围】

对肩周炎、颈椎病疼痛的缓解有一定的治疗效果，以及亚健康之人调理，解除疲劳。

【操作方法】

1. 施术部位：颈部、肩部、背部、腰部等，依病情选择。

2. 操作顺序：先肩颈后腰背，先上肢后下肢，逐步按顺序推拿。

3. 操作方向：总原则为由上向下，尽可能力度适中带有一定渗透力，背、腰、腹部应由上向下，力度由轻到重。

4. 力度深度：推拿的手法操作，关键在力度与速度的掌握和控制。“重而不滞，轻而不浮”是力度的要求，重了，可能会造成局部皮肤损伤，轻了，则达不到效果。“快而不滑，慢而不滞”是速度的要求。速度过快则不能渗透；速度过慢则达不到效果。

5. 背部经络推手法：

（1）拿捏法：用手指拇指指腹由颈到肩，一次拿捏直至肌肉松软即达到效果。

（2）推搓法：用手掌依次针对背腰部进行推拿、搓热以达到经络畅通发热即可达到效果。

（3）弹拨法：用拇指指腹做弹拨手法。针对背部膀胱经弹拨 3 ～ 5 次，直至膀胱经柔软，即可达到效果。

【注意事项】

1. 技师施术前必须清洗消毒好双手。

2. 背部经络推结束后，宜饮一杯温开水，适当休息。避免风寒之邪侵袭，待皮肤毛孔闭合恢复原状后方可洗浴，一般 3 ～ 4 小时。

3. 推拿后皮肤出现潮红、紫红色等颜色变化，或出现粟粒状、丘疹样斑点，或片状、条索状斑块等形态变化，并伴有局部热感或轻微疼痛，都是推拿的正常反应，数天后即可自行消失，一般不需进行特殊处理。二次推拿之间宜间隔 3～6 天，或以皮肤无痛感为宜，若推拿部位的痧斑未退，可进行下一步刮痧治疗。

十六、瑶医特色头疗

瑶医特色头疗运用本地道地药材精心挑选、熬制药水并作用于头部问题的养生保健方法。

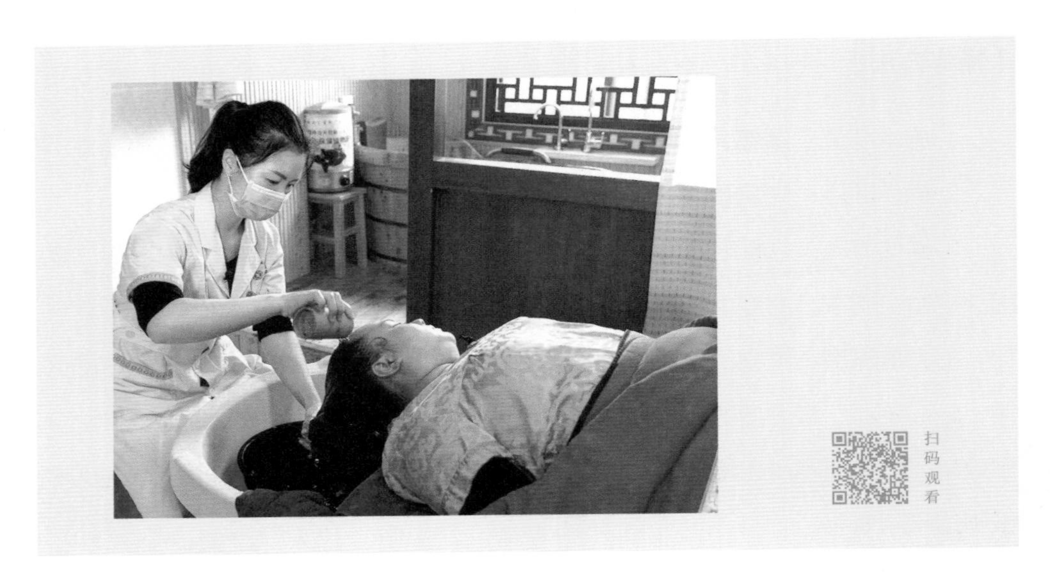

【疗法功效】

具有调理失眠、多梦、头晕、头痛、头皮、头发脱落等头部问题有明显功效。

【适用范围】

头部亚健康人群、男女老少皆宜。

【操作方法】

1. 开熏蒸机，用瑶医头疗 1 号汤熏蒸头部 8～10 分钟，同时操作者用手按摩患者头部，使用头部手法放松头部。

2. 用蘸有瑶医头疗 2 号汤的热毛巾垫在患者颈部下，并用蘸有药液的热毛巾敷脸 3 遍。

3. 刮经络。每一条线刮 1 ～ 3 遍。

（1）从印堂刮到发际线，再刮额头，从左到右刮 3 条线，按顺序刮。

（2）竖刮 6 条经络，从督脉发际线刮到百会穴。

（3）刮完后用瑶医头疗 2 号汤淋头数遍，再用营养液清洁头皮，用瑶医头疗 2 号汤去泡沫并冲洗干净。

4. 用蘸有瑶医头疗 3 号汤的热毛巾敷眼睛和脖子 3 遍。

（1）擦干头发用手按摩头部，点睛明、攒竹、鱼腰、丝竹空、瞳子髎、四百、太阳穴等穴位，一点一揉 3 遍。

（2）点印堂穴，揉按督脉一直揉到百会穴，按头部 3 条线 3 遍。

（3）用三指安抚头部两侧，按太阳穴 1 遍，搓耳朵，点耳朵穴位。

（4）然后用按摩膏使用盏油的方式涂抹到肩颈上，横拉脖子，按肩甲缝，推淋巴、大板筋，提拉大板筋，用毛巾擦干净。

（5）最后嘱患者闭目，用瑶医头疗 1 号汤淋于眼睛上，包好头发吹干。

【注意事项】

1. 操作时选穴准确，体位适当，手法力度适当。

2. 严重三高者、孕妇禁用。

3. 头皮有外伤感染或者溃疡破损者禁止使用。

十七、瑶医特色足疗

瑶医特色足疗是以瑶医学理论为基础，汇集检查、治疗、保健于一体的养生保健方法。

【疗法功效】

具有疏通经络、调和阴阳、调节脏腑、扶正祛邪、解毒祛邪、启关透窍、穿经走脉、泄热逐邪、祛风除湿等功效。

【适用范围】

适用于颈腰、膝关节、肩关节等脊柱、关节相关疾病，以及感冒、痧症、风寒湿痹症等。

【瑶药足疗的优势】

运用特有的本地地道药材进行熬制，作用于足底，再加上用本地的茶籽油进行手法操作效果更佳。

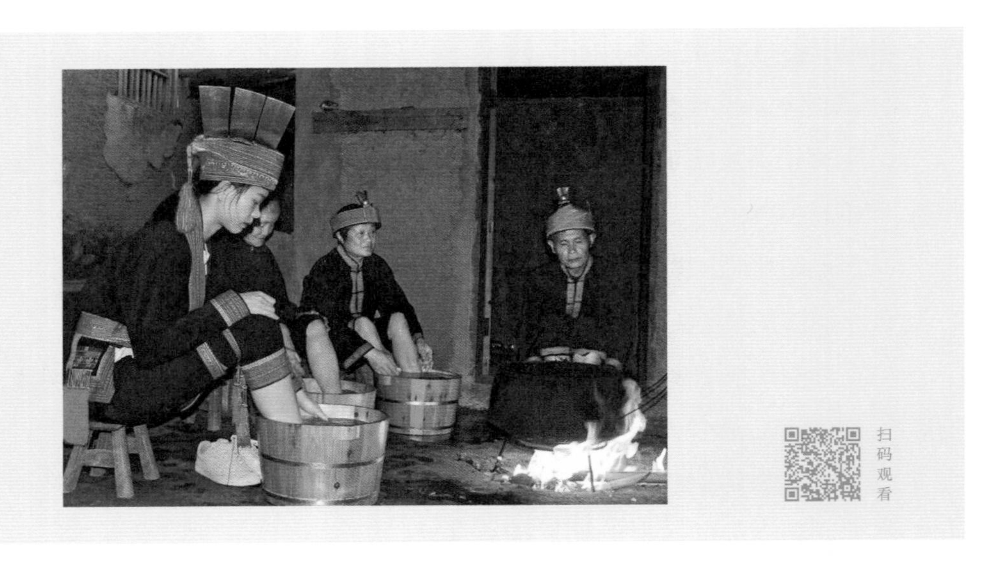

【操作方法】

先泡特色瑶医药液 10 分钟，然后泡的过程中按摩肩颈 20 分钟，接着用茶籽油按摩足底 40 分钟（每只脚 20 分钟），最后用本地竹筒罐拔脚底祛除风湿。

【注意事项】

严重三高、孕妇、未满 18 岁小孩不宜进行足疗。

第五节　瑶医养生养老药膳

一、哈紧

哈紧是指肺失宣降，肺气上逆，发出咳声，或咳吐痰液的一种肺系病症。相当于西医学上的支气管炎、支气管扩张、肺炎等疾病。

【养生养老药膳】

1. 一把锁、矮脚茶各适量加水煎熬成浓汁，取药汁煮猪肺（适量），吃猪肺喝汤，一日 2 次。

2. 羊奶奶蔸、矮脚茶、黄荆籽各适量煎熬成浓汁，趁热取汁烫鲜虾子（米虾）服食，每日 3 次。

3. 金橘叶 30 克，加水煎熬成浓汁兑蜜蜂糖服食。

4. 紫苏蔸 10 个加水煎成浓汁，趁热加入鸡蛋拌调口服，每日 2 次。

5. 斑草根 15 克，老虎尿根 12 克，共加水煎煮成浓汁后取汁煮瘦猪肉服食，每日 2 ～ 3 次。

二、胃痞

胃痞是由于中焦气机阻滞，升降失常，出现胸腹痞闷胀满不舒为主症的病症。相当于西医学的慢性胃炎、功能性消化不良、胃下垂等疾病。

【养生养老药膳】

1. 红改、白改、吊杆苞根、鬼针草各 5 克，产子草 10 克，用螳螂虫 3 个焙成焦炭。每日 2 次，冲螳螂粉内服。

2. 以香枫叶、黄姜汁蒸糯米饭，可行气健胃。

3. 将鸡矢叶与事先泡过的糯米一起打成糨糊，用布袋装好，滴干水，做成饼面，用油煎熟，食饱为度。

4. 凤尾草、山硝各 15 克，野产子草 10 克，木香 2 克，水煮 2 次合并，冲牛倒草分 2 次服。

三、蓝哥

蓝哥，又称“黄标”，是指因肝失疏泄，胆汁外溢，或血败不华于色，引发以目黄、身黄、小便黄为主症的病症。相当于西医学的肝炎、肝细胞性黄疸、阻塞性黄疸、溶血性黄疸等疾病。

【养生养老药膳】

1. 黄花蒿子草（茵陈草）30 克，满天星 30 克，黑懒豆（制豆豉用）50 克，共加水煎煮成浓汁后取汁煮瘦猪肉服食，每日 2 ～ 3 次。

2. 枫树球 15 克，土黄连 30 克，共加水煎煮成浓汁煮瘦猪肉服用，每日 2 ～ 3 次。

3. 牛腰子壳 25 克，黄果子 15 克，七叶一枝花 10 克，薄荷 5 克，加水煎熬成浓汁后煮猪肝服食，每日 1 剂。

4. 野棉花、掏马桩、黄珠子各适量，加水煎熬成浓汁后煮牛肉或牛肝服食，每日 2 次。

5. 田鸡黄 30 克，黄果子 15 克，茵陈草 30 克，酸筒梗蔸 15 克，山木通 10 克，共加水煎煮成浓汁后取汁服用，每日 3 ～ 4 次。

四、东夷

东夷，又称“饿痨”，是由于阴亏燥热，五脏虚弱所致的以多饮、多食、多尿、形体消瘦为特征的病症。属于中医“消渴”范畴。相当于西医学的糖尿病。

【养生养老药膳】

1. 三月蓖根、四眼草、白路边荆、樟树姜、枸杞子根各 5 克，乌龙、水杨梅根、鬼子姜、路路通各 10 克，木通 3 克，半边莲 20 克，奶浆树根 5 克，芭蕉根流水四两，上述药物与猪脾脏炖服。

2. 田螺菜：田螺与薄荷叶同煮，食用田螺肉。

3. 蜡虫吊壳、竹篙薯、金刚蔸、蕨根各适量，加水煎煮后取汁与猪毛臁共煮熟服食，每日 1 次。

4. 枞树二层皮（干品）适量，炖煮猪龙骨或猪脚骨服食，一日 3 次。

5. 稔果根 30 ～ 60 克，配瘦猪肉炖服。

五、样琅病

样琅病是因清窍失养所致的以头痛、头晕、眼花为主症的病症。属于中医“头痛”“眩晕”的范畴。相当于西医学的高血压。

【养生养老药膳】

1. 双钩钻、小百解、牛膝风、五层风各 30 克，红九牛 20 克，罗汉果 1 个，水煎代茶饮用。

2. 鸟不企、黄花参、花斑竹（全草）、红九牛、山莲藕各适量，水煎，取汁加白糖与鸡蛋蒸服。

3. 甘茶 6 克，罗汉果 6 克，双钩钻 15 克，银花藤 15 克，玉米须 6 克，水煎代茶饮。

4. 蕨菜 15 克，丹参、麦冬、桑根各 10 克，杜仲 8 克，水煮代茶饮用。

六、心痛

心痛是因心脉挛急或闭塞所致的以膻中部位及左胸膺部疼痛为主症的病症。相当于西医学冠心病心绞痛、冠心病心肌梗死等疾病。

【养生养老药膳】

1. 红藤、鸡血藤、壮骨风、追骨枫、下山虎各 5 克，半边风、毛蜡树根各 10 克，寄生茶、踏地菜各 15 克，广木香 10 克，四大天王、满天星各 3 克，老丝瓜半个，煮水 2 次，与土狗仔（焙成焦炭）3 ～ 5 个冲服，分多次服之。

2. 芭蕉心 25 克，山楂子 25 克，骨肉鸡 15 克，海荷花 15 克，冰糖 50 克，炖服。

3. 皂角刺适量，研成细末后与猪心共炖服，日 1 次或 2 次。

上述药膳仅作为冠心病的调理手段，若病情急重，需紧急送医处理。

七、风痱

风痱，又称“喑痱”，是指脏腑内伤，肢体筋脉失养，致肢体筋脉弛缓，软弱无力，日久不用，甚则肌肉萎缩或瘫痪为主症的病症。中医称“偏枯”。相当于西医学的脑出血、脑梗等疾病出现后遗症者。

【养生养老药膳】

1. 麻拐草籽（鲜）120 克，苋菜籽 50 克，萝卜籽（鲜）90 克，共研成细末冲开水服，每次 9 克，每日 3 ～ 4 次。

2. 朝阳花盘 30 克，张大昂 60 克，猪脑髓 100 克，共入砂罐中炖煮后，分 2 次服食猪脑髓和药汤。

3. 路边荆 30 克，节节草 15 克，臭皮柴树 200 克，皂角刺 25 克，枸骨 15 克，加水煎煮成浓汁后取汁煮墨鱼服食，每日分 2 ～ 3 次。

4. 闷豆（蚕豆）花适量，采回晾干备用。每日 30 克研碎成粗末加入适量开水冲泡后分 2 ～ 3 次服用。

5. 棕树根 30 克，萝卜籽 10 克，麻拐草 10 克，苋菜籽 12 克，马齿苋 20 克，加水适量煎熬后取汁分 3 ～ 4 次服，每日一剂。

八、痹症

痹症是因人体正气不足，外感邪气所致经脉痹阻，气血运行不畅，导致以肌肉、筋骨、关节等发生疼痛、酸楚、麻木、重着、灼热、屈伸不利，甚或关节肿大变形为主症的病症。相当于西医学的风湿热、类风湿关节炎、骨性关节炎等疾病。

1. 飞天蜈蚣 12 克，九牛藤 18 克，壮骨风 18 克，追骨风 12 克，半边枫 15 克，加水煎煮成浓汁后取汁煮猪尾巴服食，每日 2 ～ 3 次。

2. 山胡椒根 15 克，过江龙 15 克，鸡血藤 18 克，八角枫 6 克，九牛藤 18 克，石菖蒲 12 克，加水成剂后取汁分 2 ～ 3 次内服，每日一剂。

3. 大血藤 15 克，半边风 12 克，土牛膝 15 克，双钩藤 12 克，追骨风 15 克，五爪风 15 克，加水煎煮成浓汁后取汁分 2 ～ 3 次兑酒内服，每日一剂。

4. 古节风、九节风、见风消、半边风、双勾藤、壮骨风、鸡爪风、白面风、香藤、五加皮各适量，加水煎熬成浓汁后取汁兑烧酒服用，每日 2 ～ 3 次；或将诸药切成细片碎块在烧酒中浸泡 7 ～ 10 天后取药酒服用，每次约 100 毫升，每日 2 ～ 3 次。

5. 五爪龙 15 克，过江龙 18 克，牛尾蕨 15 克，红牛膝 18 克，壮骨风 18 克，加水煎熬成浓汁后炖猪分 2 次服食，每日 1 剂。

九、碰见康

碰见康是因腰部受损，气血运行失调，脉络绌急，或肾虚腰府失养所致的以腰痛为主的病症。相当于西医学的腰肌劳损、腰椎间盘突出、软组织损伤等疾病。

1. 大透地龙 30 克，骨碎补 20 克，小钻 15 克，红九牛 30 克，上山虎 15 克，牛尾菜 20 克，配猪骨适量，炖服。

2. 半边风 30 克，鸡肠风 30 克，骨碎补 20 克，地钻 30 克，红九牛 20 克，山莲藕 30 克，五爪风 30 克，猪腰 1 副，炖服。

3. 冷骨风（鲜）50 克，配猪尾巴 1 条，煲服。

4. 铜包针、入山虎、小解药各适量，用米双酒浸泡过药面，一周后取药酒每次服 20 ～ 30 毫升，每日 2 ～ 3 次，并用药酒搽患处。

5. 百花草 15 克，大骨节 16 克，肉松筋 25 克，野娥媚豆根 20 克，红花 15 克，山乌龟 15 克，土山七 15 克，酸枣皮 15，九龙藤 20 克，扯丝树皮 18 克，金狗毛根 30。取上述等量药物切碎成筷头大小的颗粒状置于适宜容器内，加入 35 度以上白酒 2000 毫升密闭浸泡 15 天左右后，取药酒内服，每次 30 ～ 50 毫升，每日 2 次。

十、月经病

月经病是指月经周期、经量、经色、经质的异常，月经的非生理性停闭，多次伴随月经周期或于绝经前后所出现的有关症状为特征的一类疾病。

1. 回头青子、野山楂、月月红根、夺夺艾、麻拐草、紫苏、土牛膝、土当归、臭牡丹各适量，加水煎熬成浓汁煮鸡肉或猪蹄服食，每日 2 ～ 3 次。

2. 夺夺艾 18 克，山胡椒根 15 克，地蒲籽根 15 克，加水煎熬成浓汁煮猪蹄服食，每日 2 ～ 3 次。

3. 月月红根 12 克，夺夺艾 18 克，回头青子 10 克，红牛膝 15 克，茜草 10 克，加水煎熬成浓汁煮鸡肉或鸡蛋服食，每日 2 ～ 3 次。

4. 棉花籽 250 克，入锅中加烧酒拌炒至焦黄后，研成细末分为 14 包，每次 1 包，用福娘酒或黄糖开水调服每日 2 次。

5. 三钱三 3 克，一把锁（红）10 克，黄皮果 10 克，搜山虎 10 克，夜关门 10 克，共加水煎熬成浓汁兑烧酒服食，每日 2 ～ 3 次。

第八章 瑶医打道基础

扫码收听

第一节　内科疾病

一、播哈

【概述】

播哈，瑶文病名为 buqv ha，相当于中医的咳嗽，现代医学的气管炎、支气管炎等呼吸系统疾病。有声无痰为播，有痰无声为哈，一般为痰声并见，难以截然分开，故统称为“播哈”。临床上播哈的分类很多，治疗应当根据具体情况而治。

【病道】

由于天气的突然变化，或者是机体感受了痧气、瘴气、邪风以后，邪气由鼻窍而入，通窍全身，使得三元失谐，肺的卫外功能减弱，邪气入脉，通行经脉而上犯于肺，肺失宣降而为咳嗽；或是平素嗜食烟酒而熏灼肺胃，其性燥而伤肺，肺气上逆而为咳嗽；另外，平素嗜食肥甘厚腻者，或脾胃虚弱而生湿者，日久酿湿成痰，一来痰壅盛于肺，痰阻肺气，肺失宣降可致咳嗽，二来痰湿日久化热，热灼阴伤，盈亏失衡，肺燥而气机上逆亦可导致咳嗽。

【治道】

治疗原则：因痰、火、痧气、瘴气、寒湿等因素致病者，应抓住主要病机，以祛因为要、捉母擒子为原则。另外，邪实阴伤者，以风亏打盈为主，用风药滋阴，打药祛邪，使机体盈亏平衡，三元和谐。

二、虾紧

【概述】

虾紧，瑶文病名为 kornx baengc，相当于中医的哮病，现代医学的哮喘病，可见于阻塞性肺气肿、肺源性心脏病、心肺功能不全等疾病。虾紧以喉中哮鸣有声，呼吸气促困难，甚至喘息不能平卧为主要临床特征。在我国北方更为多见，发病率约占人口的 2%。

【病道】

本病的发生主要是因为外感邪气，导致肺气壅阻，气不布津，聚液生痰，宿痰伏肺，而成夙根。在此前提下，人体又感受了秽浊不正或暑浊之痧气、瘴毒，或是吸入了花粉、烟尘、异味气体、动物毛屑等致敏源，或是因气候变化、饮食不当、情志失调、劳累过度等诱因，导致三元失和，痰随气升，气因痰阻，痰阻气道进而痰气搏结，壅塞气道，气道挛急而通畅不利，肺气由此宣降失常，而引动停积之痰，出现痰鸣气喘之象。

【治道】

治疗原则：治疗以祛因为要、风亏打盈、捉母擒子为主。宿痰为本病主要根源，所以在治疗上以祛因为要为主。因为本病在长期反复发作等过程中，容易对机体造成伤害，日久成痨，所以在发作的时候应注意缓解喘息、祛痰，以打盈为主，而平时则注意风亏、祛痰，故捉母擒子、风亏打盈亦为治疗的主要原则。

三、成风醒病

【概述】

成风醒病，瑶文病名为 buerngh mamx fim zorngc baengc，相当于中医的胸痹、真心痛，现代医学的缺血性心脏病、心绞痛、心肌梗死，其他疾病表现为膻中及左胸部发作性憋闷疼痛为主症时，也可参照本节审病求治。成风醒病主要是由于正气亏虚，饮食、情志、寒邪等所引起的以痰浊、瘀血、气滞、寒凝痹阻心脉，以膻中或左胸部发作性憋闷、疼痛为主要临床表现的一种病症。

本病是威胁中老年人生命健康的重要病症之一，随着现代社会生活方式及饮食结构的改变，发病有逐渐增加的趋势，因而本病越来越引起人们的重视。由于本病的表现为本虚标实，有着复杂的临床表现及病理变化，而瑶医学治疗从整体出发，具有综合作用的优势，因而受到广泛的关注。

【病道】

成风醒病多因年老体虚、饮食不当、情志失调、寒邪内侵，或素体阳虚，胸阳不振，阴寒之邪乘虚而入，寒凝气滞，胸阳不展，血行不畅，而发为本病。《素问·举痛论》曰："寒气入经而稽迟，泣而不行，客于脉外则血少，客于脉中则气不通，故卒然而痛。"《素问·藏气法时论》对本病疼痛的特点进行了描述："心病者，胸中痛，胁支满，胁下痛，膺背肩胛间痛，两臂内痛。"

本病多由于外感或内伤引起心脉痹阻，其病位在心，与肝、脾、肾三脏功能失调有密切关系。瑶医审病分为盈、亏两个方面。多种因素均可以导致心脉痹阻不畅，不通则痛为病机关键。以上病因病机可同时并存，病情进一步发展，可见瘀血闭阻心脉，心胸猝然大痛，而发为真心痛。心阳阻遏，心气不足，鼓动无力，而表现为心动悸，脉结代，甚至脉微欲绝。

【治道】

治疗原则：风亏打盈。

四、革施扪

【概述】

革施扪，瑶文病名为 mbuoh mun，相当于中医的胃痛、胃脘痛、心下痛，现代医学中的急、慢性胃炎，胃、十二指肠溃疡，胃出血，急性胃肠炎，胃肠痉挛，胃神经官能症，反流性食管炎，胃下垂等病。革施扪是以上腹部近心窝处经常性疼痛为主要症状的一种病症。其疼痛性质可表现为胀痛、隐痛、刺痛、灼痛、闷痛、绞痛等，但以胀痛、隐痛、刺痛为多见。其疼痛或持续，或时痛时止，多因饮食不节，情志不畅，寒暖失宜，劳累等因素诱发或加重。常伴有食欲不振、嗳腐吞酸、恶心呕吐等症状。

【病道】

本病乃因为气候失常，外感痧气、瘴气、寒邪，或因水土不服等原因，进而外邪入脉，邪气随脉体循周身而行，日久邪气盈盛，阻滞经脉，三元不相和谐，形成气滞、寒凝、湿阻、热郁、血瘀等，经脉不通则痛；另外，饮食不节、饥饱失常、暴饮暴食，或者加上体虚劳倦，导致脾胃虚弱，或脾胃虚实夹杂，体虚盈盛，而盈亏失衡之三元失谐之象，日久成痨，不荣则痛。

本病的治疗，以祛因为要、治求专方、风亏打盈为基本原则。“邪盛以祛邪为急”，针对气滞、寒凝、湿热、血瘀等致病因素所导致的革施扪，首先要祛除其主要病邪，邪去则病安，故应祛因为要；“正虚以扶正为先”，因虚、因痨致革施扪者，其病程较长，当坚持服药，不可中途换医换药，故当治求专方；而对于虚实夹杂者，则应在扶正祛邪，故以风亏打盈为主，以风药扶正，打药祛邪。

【治道】

治疗原则：祛因为要、治求专方、风亏打盈为基本原则。

五、篮硬

【概述】

篮硬，瑶文病名为 hlan gaenge，相当于现代医学所说的肝硬化。它可由一种或多种原因引起肝脏损害，是一种以肝组织弥漫性纤维、假小叶和再生结节形成为特征的慢性全身性疾病。本病以肝脏损害为主，呈进行性、弥漫性、纤维性病变发展。临床主要表现为食欲不振、上腹胀痛、黄疸、腹水、腹痛、消化道出血、脾肿大、肝肿大、体重减轻、疲倦乏力、面色黝黑等。是我国常见疾病和主要死亡病因之一。在我国，本病大多数为肝炎后肝硬化，少部分为酒精性肝硬化和血吸虫性肝硬化。

【病道】

本病的发生可在肝炎的基础上发展而来。加上七情内郁、嗜酒过度、饮食不节、劳欲损伤、感染湿热虫毒或黄疸积聚等病失治误治，导致疾病向更深入发展，而气滞、血瘀、水停，蓄积于腹内，盈亏失衡。此时，正虚邪亦虚，疫疠毒邪不甚，不具有传染性，而多为虚实夹杂之征。疾病早期以气虚、气郁、湿热、血瘀为主。肝失疏泄，导致气滞血瘀，肝横逆犯胃，伤及脾胃阳气，脾失健运，水湿内聚于机体，日久化为痰，痰湿阻滞而使水气愈发积聚，进而导致腹水的形成。疾病日久及肾，肾主水之功能受到损伤，开阖不利，水湿不化而胀满愈甚。最终导致以脾肾阳虚为本，湿热瘀毒为标之症。

【治道】

治疗原则：本病虚实夹杂，以祛因为要、风亏打盈、捉母擒子为主要治疗原则。盈则消，达则补，以打药治疗盈症，以风药治疗亏症，抓住主要矛盾，在补益正气的同时不忘祛除实邪。

六、蒸虾病

【概述】

蒸虾病，瑶文病名为 ipczeiv gorm，相当于中医的水肿、尿血，现代医学的肾炎、肾病综合征等疾病。蒸虾病指以水肿、血尿、蛋白尿和高血压为主要表现的一种疾病，严重者可导致贫血及肾功能减退。本病男性多发于女性。

【病道】

本病由于外感风、湿、热等邪气后，三元失和，影响了气的万化，从而水湿不能随气机而化，进而犯溢肌肤，出现水肿；而气化失常以后，使得气不摄血，加之热邪侵犯，热扰血分，热蓄膀胱，损伤脉络，致营血妄行，血从尿出而出现血尿；或是因脾肾虚弱，导致气的万化功能减弱，气不化水，水湿泛溢肌肤，气不摄血，血随水行，故而发为本病。

【治道】

治疗原则：治疗以祛因为要、风亏打盈为主。在疾病早期多以祛除邪气为主，后期盈亏夹杂，则当风打药相互配合风亏打盈，而机体亏虚较甚者，则当以风药扶之为主。

七、内风症

【概述】

内风症，瑶文病名为 butv buerng，相当于中医的中风后遗症偏瘫，现代医学的急性脑血管疾病后遗症。内风症，指的是中风患者经抢救治疗 6 个月后仍有半身不遂、口眼歪斜、言语不利等临床症状的一类疾病。由于正气亏虚，饮食、情志、劳倦内伤等引起气血逆乱，产生风、火、痰、瘀，导致脑脉痹阻或血溢脑脉之外为基本病机，以半身不遂、口舌歪斜、言语謇涩或不语、偏身麻木为主要临床表现的病症。根据脑髓神机受损程度的不同，有相应的临床表现。本病多见于中老年人。四季皆可发病，但以冬、春两季最为多见。

【病道】

内风症的发生，主要是由于久病虚劳，元气亏虚，或者虚体复感风气，浸入脉络，三元失去和谐，气血盈亏失去平衡，气血不能万化，加之邪气入脉，筋脉不通，气行郁滞，使之气郁于脑，痰瘀互结，而发为本病。亏则虚，虚则损，损则病；盈则满，满则溢，溢则病。

【治道】

治疗原则：多为虚实兼夹，盈亏兼有。治疗当扶正祛邪，标本兼顾，故以祛因为要、风亏打盈为原则。对于邪实较甚者，以盈症为主要矛盾且正虚不甚者，应祛其邪气，加以打药治疗，或适当地配伍一些风药；而正虚较甚的亏症，主要以风药补之。治疗总法以解毒除蛊法、穿经走脉法、添火逼寒法、补气益元法、祛风散邪法、兼多应杂法为主。

八、东夷

【概述】

东夷，瑶文病名为 guiez gormv，相当于中医的消渴，现代医学中的糖尿病。东夷，也叫“饿痨”，是一种以多饮、多食、多尿、形体消瘦或尿有甜味为主要表现的一种疾病。早期症状不明显，久病可影响全身，导致眼、肾、足、心脏等部位的病变。本病具有一定的遗传性，多发生于 40 岁以上人群，且肥胖者多见。

【病道】

东夷是因为在先天禀赋不足、素体阴虚、情志失调、饮食不节、劳欲过度等前提下，感受了蛊毒，或者素体因虚致痨，盈亏失衡，影响了气的万化功能，导致体内痰、湿、浊等病理产物停滞，进而产生虚火，耗伤机体，使得三元失谐而致。本病日久容易发生两种转变：一是虚火消耗，伤津耗气，阴损及阳，盈亏失衡更加严重，甚则影响心肾而产生水肿、昏迷、肢厥、烦躁、呕恶、脉细欲绝等影响生死之危象。二是病久入络，气化停滞，导致血脉瘀阻，出现溃疡（以足部为主）、发黑、腐烂、坏死等脱疽之象。

【治道】

治疗原则：东夷致病，有盈亏两方面，以虚火、痰浊、蛊毒为主要病因，加之本病病程长，易耗伤正气，且疾病过程中常伴有并发症，所以治疗原则应以祛因为要、风亏打盈、捉母擒子为主。

九、风敌症

【概述】

风敌症，瑶文病名为 buerng 或 buerngh kiex mun，指肢体筋骨、关节、肌肉等处，发生疼痛、酸楚、重着、麻木，或关节屈伸不利、僵硬、肿大、变形等症状的一种疾病。发病时间可以几天、几周或几个月，往往累及终生，形成长期病痛，也有仅因关节组织的肿胀和扩展，只有关节运动时才发生局部疼痛。相当于西医的风湿、类风湿性关节炎，中医的历节风、骨骱痹，属于痹症范畴。

【病道】

瑶医学始终认为风湿类疾病的病因无非自外而来、由内而生两端。风敌症主要是由于人体感受了寒、热、风、湿等异常气象，或者感受了瘴气、疫毒、蛊毒等，诸病入脉，使得机体三元失谐，加之水土、饮食、劳累、先天禀赋、虫兽伤害、外伤等因素，进而导致气运不畅而停滞于肌肉关节，导致百体筋脉阻塞，九窍不通，气血不能万化，盈亏失衡。其中，湿盈引起寒湿凝滞，而寒湿凝滞是风敌症的常见症型。或者素体经络气血亏损，盈亏失衡，进而外邪侵袭，气滞于关节肌肉，阴寒凝滞筋脉而成。另外，瑶医还认为中邪亦可导致本病的发生。

【治道】

治疗原则：以祛因为要、风亏打盈为主，常用解毒除蛊法、穿经走脉法、添火逼寒法、祛风散邪法、兼多应杂法之法。

十、蝴蝶瘟

【概述】

蝴蝶瘟，也叫“禅干症”，瑶文病名为 sa pc bang uen，相当于西医的系统性红斑狼疮，是一种自身免疫介导的，以免疫性炎症为突出表现的弥漫性结缔组织病。其发病缓慢，隐袭发生，临床可涉及多个系统和脏器，可累及皮肤、浆膜、关节、肾及中枢神经系统等。并以自身免疫为特征，患者体内存在多种自身抗体，不仅影响体液免疫，亦影响细胞免疫，补体系统亦发生变化。一般认为本病发病与遗传素质、性激素及环境等因素有关。在我国的发病率约为千分之一，以 20 ～ 40 岁的育龄女性多见。多数中医学者认为本病属于祖国医学中的“阴阳毒”。但因本病的临床表现较多，亦有“日晒疮”“温毒发斑”“红蝴蝶斑”“丹疹”“血风疮”“鬼脸疮”“痹症”“肾脏风毒”等名称。

【病道】

在瑶医看来，百病有百因，百因毒为首，百病虚为根。先天禀赋不足，三元不谐，是其根本原因，在此基础上，加以饮食劳倦、七情困扰、后天失调，复因外感痧、瘴、蛊、毒、疫毒、药物损害等，邪郁化火，诸病入脉，内外合邪，使机体阴阳盈亏失衡，脏腑气机紊乱，气血运行失调，心肾不调。以致瘀血阻络，血脉不通，疏泄不利，气血不能万化，全身各组织器官受损，形成复杂多变的症状。毒邪侵入脉络筋骨，皮肤受损而生斑疹；渐及关节、筋骨出现关节肿痛；入及脏腑而成五脏痹；心血瘀阻胸闷心慌；瘀阻于肾则腰膝酸软，尿浊水肿；毒热攻脑则头昏头痛、抽搐；弥漫三焦而高热鸱张。本病病位在经络血脉，心脾肝肾虚为本，热毒瘀滞为标。癖毒互结，邪伏血分，本虚标实，此消彼长，导致病情波动，病程缠绵，盈亏失衡。

【治道】

治疗原则：以祛因为要、风亏打盈、恶病不补、捉母擒子为治疗原则。

第二节　外科疾病

一、湿毒疮

【概述】

湿毒疮，瑶文病名为ndorn zenv，是指由多种内外因素所引起的一种具有明显渗出倾向的皮肤炎症性疾病，是皮肤科的常见病、多发病。其特点为多形性皮损，弥漫性分布，对称性发作，剧烈瘙痒，反复发作和慢性演变为特征。

一般依据其发病部位、皮损特点而有不同名称，如生长于头部可称为“鸡屎堆”，生于手、足部可称为“烂手、烂脚疮”。本病属于中医的湿疮，现代医学的湿疹范畴。

【病道】

本病的发生可分外因和内因。外因主要由于外感以湿邪为首的六淫、气候变化（严寒酷暑、狂风暴雨）、生活环境变化（接触花粉、动物羽毛、化妆品）等，导致三元失和，邪气侵犯机体，久郁不通而发为本病。内因主要是内伤七情，过分劳累，精神紧张，情绪波动，病灶感染，内分泌失调，代谢障碍，饮食鱼虾海鲜、羊肉狗肉、奶糖等，还可因内服外用药失当，导致邪气内生，盈亏失和而致病。

【治道】

治疗原则：解毒除蛊。

二、银钱疯

【概述】

银钱疯也叫“松皮癣”，瑶文病名为 nyianh zinh buerng，是一种常见慢性炎症性皮肤病，以浸润性红斑上覆以外层银白色糠秕状鳞屑，刮去鳞屑有薄膜现象和点状出血为临床特征，本病男女老幼皆可发病，病程慢性，大多冬重夏轻，易反复发作。男性略多于女性，具有一定的遗传倾向。

现代医学认为本病发病原因极为复杂，其发生发展可能与下列因素有关：病毒、细菌、遗传、变态反应、免疫功能失调、内分泌紊乱、代谢失调、精神紧张、过分劳累、外伤及饮食等。本病属于中医的银屑病、西医的牛皮癣等范畴。

【病道】

1. 初起多由风寒，风热之邪侵袭，营卫失和，气血不畅，阻于肌表，日久化热而生。

2. 因湿热蕴积，外不能宣泄，内不能利导，郁阻于肌肤而致。

3. 风寒、风热、湿热之邪日久化燥，气血耗伤，则生风生燥，肌肤失养，瘀阻肌表而成。

4. 因禀赋不足，肝肾两亏，冲任失调而发病。

【治道】

治疗原则：解毒除蛊、疏风清热。

三、风热疹

【概述】

荨麻疹，瑶医称之为“风热疹”，瑶文病名为 buerngh gorm zenv，是一种以风团时隐时现为主的瘙痒性过敏性皮肤病，临床上以皮肤黏膜的局限性、暂时性、瘙痒性潮红斑或风团为特征，其发无定处，时起时消，瘙痒不堪，消退后不留痕迹。相当于中医的瘾疹、西医学的荨麻疹范畴。

【病道】

1. 禀赋不耐

先天禀赋不耐，食入不耐之物，或感受不耐之气，致营卫失和而发。

2. 风寒风热外袭

机体卫表不固，风寒、风热之邪侵入肌肤腠理之间，与气血相搏所致。

3. 肠胃湿热

饮食不节，过食腥荤厚味，或肠道寄生虫，使肠胃积热动风，搏于皮毛腠理之间而发。

4. 气血亏损

气虚则卫外不固，易受风邪侵犯，血虚则肌肤失养，化燥生风，风邪阻滞肌肤腠理而发。

总之，本病多由禀赋不耐，又食入鱼虾等腥荤动风之物；或因饮食失节，胃肠湿热，或素体气虚，复感风寒、风热之邪，郁于皮毛肌腠之间，而致营卫气血失和所致。

【治道】

治疗原则：解毒除蛊、疏风清热。

四、火龙疮

【概述】

火龙疮亦称为“火带疮”“蛇丹疮”，瑶文病名为douh luerngh duqc cuangh，是一种由带状疱疹病毒引起，在皮肤上出现成簇水疱，痛如火燎的急性疱疹性皮肤病，临床以突然发生簇集性水疱，排列成带状，沿一侧周围神经分布区出现。伴有刺痛或烧灼样痛，局部淋巴结肿大等。好发于春、秋季节，大部分患病后不再复发。

现代医学认为本病由带状疱疹病毒感染所致。部分患者亦可为隐性感染，当病毒感染后进入机体，持久地以一种潜伏的形式长期存在于脊神经和颅神经的感觉神经节的神经元中，当机体免疫功能低下时，可导致潜伏病毒的再滋力，而诱发本病的病毒被成年人接触后，则多直接引起带状疱疹，这些患者大多有细胞免疫缺陷。

本病属于中医的蛇串疮、火带疮、缠腰火丹，西医的带状疱疹等范畴。

【病道】

本病多因情志内伤，肝郁气滞，久而化火，肝经火毒，外溢肌肤而发；或为饮食不节，脾失健去，湿邪内生，蕴湿化热，湿热内蕴，外溢肌肤而生；或因感染毒邪，湿热火毒蕴积肌肤而成。年老体虚者，常因血虚肝旺，湿热毒盛，气血凝滞，以致疼痛剧烈，病程迁延。

【治道】

治疗原则：解毒除蛊、疏肝解郁。

五、斑白

【概述】

斑白，又称“白皮病”，瑶文病名为baeqc ndopv baengc，是一种原发性的局限性或泛发性皮肤色素脱失性的皮肤病。本病可发生于任何年龄，男女发病大致相等，但以青年人多见。其特征为大小不等、形态各异、边界清楚的白色斑片，周边皮肤较正常皮肤色素稍加深。本病属于中医的白驳风，西医的白癜风等范畴。

【病道】

外因感受风邪；内因七情内伤，五态不遂，气机逆乱，气血不和或久病失养，损精伤血，伤及肝肾，以致精血不能化生，皮毛失其所养而发病。

现代医学目前只能提出一些可能的致病因素，如阳光、精神、化学刺激、自身免疫、内分泌失调、饮食、药物、遗传等。若机体紊乱或异常，就会导致黑色素形成的障碍，以致出现黑色素缺乏，终至色素脱失，皮肤出现白斑。

【治道】

治疗原则：解毒除蛊、疏肝解郁。

六、长虫呷叮

【概述】

长虫呷叮，瑶文病名为 naang ngaatc cung，指有毒的蛇经牙刺破人体皮肉后，使毒液进入人体而引起的中毒症状，若抢救不及时，可导致死亡。常见于我国南方地区，以华南地区较多。毒蛇咬伤，一般有较明显的咬痕，局部伤口常有不同程度的疼痛，或蚁行、麻木感。局部肿胀有发展的趋势，或出血不止，或有水泡形成。另外，附近淋巴结可见肿大。重者可引起吞咽困难、不能言语、瞳孔散大、抽搐休克以至昏迷，常因呼吸麻痹、循环衰竭、心跳停止、肾衰而引起死亡。被毒蛇咬伤后，宜就地急救，早期结扎、冲洗伤口，扩创排毒，同时配合其他措施。瑶族同胞在治疗毒蛇咬伤方面也积累了较为丰富的经验。

【病道】

蛇伤乃毒蛇咬伤人体后，毒邪入脉，化为风、火之毒，毒随经脉运行而弥漫周身，风火邪毒壅滞不通则痛且肿；其化热腐肌则发为局部溃烂，风火相煽，蛇毒壅盛正虚邪盛而邪气内陷；若内传营血则出现出血、溶血等伤及营血分之象；

热极生风，上扰心神，复出现神昏谵语等现象；若邪进一步内传，蒙蔽心包，可出现闭症，甚或死亡。

【治道】

治疗原则：解毒除蛊法、穿经走脉法、泻热逐邪法、兼多应杂法。

第三节　妇科疾病

一、等孕身毋抵

【概述】

等孕身毋抵，瑶文病名为 nziaamh jaan mx zunv，是指在妇女月经的周期、经量、经色、经质上有异常改变，或以伴随月经周期出现的症状为特征的病症。主要因血虚、气滞、血瘀、忧郁伤气等所致。包括了临床上的月经先期、月经后期、月经先后无定期、月经过多、月经过少等。相当于中医的月经不调，包括了西医的因功能性子宫出血、盆腔炎等导致的月经异常的一类疾病。

【病道】

本病的病因病机有盈有亏，盈症主要在于血热、寒凝、肝郁，亏症主要在于气虚、血虚、阳虚。盈症多由感受了外邪所致。一般而言，当机体素体阳盛或阴虚，或过食辛辣之品，或感受热邪，则导致三元和谐，热邪盈盛于机体，热迫血脉，伤及冲任，血海不宁，而发为月经先期，一般来讲，此月经量较多。而当机体感受了寒邪或是素体阳虚，或是过食寒凉以后，常常导致寒搏于血，血为寒凝，影响了气的万化功能，导致气血凝滞，日久诸病入脉，导致冲任不通，血海不能如期溢满，使得月经后期而来，一般此月经量较少。若素体虚弱，营血不足，或久病失血，或产育过多，耗伤阴血，或脾气虚弱，后天化源不足，则导致营血亏虚，久病入脉，冲任不充，血海不能按时满溢，而出现月经后期。而妇女若情志不畅，影响了肝的疏泄条达，使得气的万化失常，气血失调，血海蓄溢失调。若疏泄太过，气的万化过快，则月经先期而至；若疏泄不及，气的万化阻滞，则月经后期而来，此常常导致月经的先后不定期。另外，气虚是导致本病发生的一个重要因素，若是先天失养，或是房劳多产，导致肾气亏虚，气的万化失司，化精不足，精血亏虚，日久导致冲任不足，血海不能按时满溢，则导致月经后期而至；而若是机体后天失养，导致脾气亏虚，万化失司，影响了气的摄血功能，使得冲任不固，经血失去统摄，往往出现经期先期而至。

【治道】

治疗原则：治疗以祛因为要、风亏打盈为主要原则。对于邪气盈盛者主要在于祛因为要，并注意配合风亏打盈。而机体亏虚者，则多以风药扶之。临床上以盈亏夹杂多见，在治疗上，多以风打药配合使用。

二、欧闷等孕豪

【概述】

欧闷等孕豪，瑶文病名为 nziaamh jaan mbaang，是女性不在行经期，突然阴道大量出血，或持续淋漓不断出血的病症统称。本病包括了西医的功能性子宫出血、生殖器炎症或生殖器肿瘤等以阴道不规则出血为主要表现的一类疾病，相当于中医的崩漏、血崩，来势急、血量多者为崩，来势缓、淋漓不断且血量少者为漏，二者常易互相转化或交替出现，乃妇科常见病。以青春期、更年期或产后多见。

【病道】

本病的病因病机主要在于亏、热、瘀。而其根本在于肾，病位在冲任，变化在气血，表现为子宫的藏泻无度。其发生主要以肾气万化为主导，而由于先天肾气不足，或少女肾气未盛，或房劳多产，或久病及肾之后，导致肾气虚，进而影响了气的万化功能，导致封藏失司，冲任不固，不能制约经血，子宫藏泻失常而发为本病。另外，素体阴阳亏虚日久亦可导致本病的发生，阴亏而火旺，虚火妄动则迫血妄行；阳亏日久，不能摄阴，封藏失职，冲任不固，摄血不及。另外，素体脾虚，或饮食不节，劳倦思虑过度，则伤及脾气，气不摄血，冲任不固，而发为本病。而在盈症来讲，多以血热、血瘀为主要矛盾，可因素体阳盛，或阴亏内热，或情志不调导致肝郁化热，或内蕴湿热之邪，导致机体内部三元失谐，热邪盈盛，热盛动血，日久百病入脉，导致冲任不固，摄血不及，而导致经血非其时而下。若是热盈、寒凝过盛，日久致瘀，或是七情内伤，影响气机的万化，气阻血瘀，或是产后恶露未尽而行房，内生瘀血，常常会导致瘀血阻滞于冲任、胞宫，血不归经而恣意妄行，亦可导致本病的发生。

【治道】

治疗原则：以捉母擒子为主要原则，并配以风亏打盈、祛因为要。其治疗当以其主要矛盾治之，即捉母。在出血量较大，其势较猛时，主要以止血为上。而在病势较缓时，可针对其病因病机治之，本病以肾为主导，多盈亏夹杂，在治疗的时候应消补兼施，以风药、打药配合使用，而对于血热、血瘀为主要矛盾者，则应加以祛之。而在疾病恢复期，出血较少或是已经没有出血时，以健脾强肾为主。

三、欧闷等孕闷

【概述】

欧闷等孕闷，瑶文病名为 nziaamh jaan mun，指女性在经期或者经期前后出现的周期性的小腹疼痛，其痛多引腰骶，甚则痛至晕厥。本病以青年女性较为多见。相当于中医的经行腹痛、痛经，同时，也包括了西医的原发性痛经、继发性痛经等。

【病道】

本病的主要病机在于不通则痛和不荣则痛。其中，不通者多因邪气盈盛所致，不荣者多因正气亏损所致。

患者多由于郁怒伤肝，导致气的万化失司，停滞不舒，进而使得血行不畅，瘀阻胞宫，而出现疼痛；或是因为外感寒邪，或过食生冷，使得机体三元失去和谐，导致寒邪盈盛，阻滞于胞宫，且与血相搏，以致子宫、冲任气血失畅，进而发为疼痛；另外，若经期冒雨、涉水，或久居湿地，寒邪与湿邪相结，寒湿盈盛，郁阻于胞宫，故而出现疼痛；或是因素体湿热，经期、产后摄生不慎，感受了湿热之邪，湿热黏腻且盈盛于体，胶着日久入于血脉，与血相搏，阻滞胞宫，久而成瘀，不通而痛。另外，大病、久病、大失血之后，或脾胃亏虚者，气血不足，亏盛较甚，血海空虚，不足以滋养冲任、胞宫，或是肾气亏虚者，肾精不足，行经期精血愈亏，不能濡养冲任、胞宫，导致不荣而痛。

【治道】

治疗原则：以风亏打盈为主要原则，亏则补，盈则消。对于邪盈较甚者，配合祛因为要原则，适当给予散寒、泄热、行气、打瘀；而亏甚者，可适当进行补气血、健脾胃、填肾精。

四、毋埋等孕透

【概述】

毋埋等孕透，瑶文病名为 nziaamh jaan mx tong，指女子年逾 18 周岁而初潮未至，或形成月经周期后，却又中断 6 个月以上者。而青春期前、妊娠期、哺乳期以及绝经期等生理性的月经停闭者，及月经初潮后一年内月经不行而无任何不适者，则不属于本病范畴。月经的产生乃与气血、脏腑、天癸、冲任、胞宫休戚相关，一旦任何环节出现损伤，将会造成血海不能满溢，使得经血不能按时而至，甚至导致本病的发生。本病相当于中医的闭经、女子月事不通、经水不来，西医的原发性闭经、继发性闭经等。

【病道】

本病的发生，关键在于血海不能满溢，而血海不能满溢的主要症结在于盈与亏。盈者，邪气阻遏，冲任不畅，血不得下行，主要包括气滞血瘀、瘀湿壅滞。亏者，源断其流，冲任空虚，无血可下。主要包括气血不足、肾气未充、肝肾亏虚、阴亏血燥。

若素体亏虚或脾气虚损、生化不足、久病大病、大出血后，人体之三元失谐，营血亏虚，冲任不充，血海空虚，则无血可下；若先天禀赋不足，影响了气的万化，使得气不能化精，出现精气不充，冲任不盛，天癸亏乏，则月经初潮不能应时而至；若房劳多产，日久伤及肾气，使得精血亏损，冲任失养，血海不足亦可发为本病；或是素体肝肾阴血亏虚，或久病损阴，或失血过多而阴血不足者，日久虚热内生，火逼水涸，血海燥涩亦会导致本病的发生；而对于素体脾虚或饮食不节者，则会导致痰湿内生，盈盛于体内，日久入脉，进而冲任不畅，血不得下行；另外，由于七情损伤，导致肝失疏泄，万化失常，气滞血停，瘀阻日久，脉道不通，阻滞胞宫，血不得下也是本病发生的一个机要。

【治道】

治疗原则：在具体的应用上，以穿经走脉法行气散瘀，以导滞开结法导痰祛湿，以补气益元法强肾滋阴、补益气血。

五、产后风

【概述】

产后风，瑶文病名为 caanv huz buerng，指产妇在新产后及产褥期内发生的与分娩或产褥有关的疾病。妇女在分娩时，由于产伤出血，元气受损，抗病力较弱，故容易患上各种疾病。瑶医的产后风主要包括产后恶露不绝、产后身痛、产后腹痛、产后发热、产后体虚、产后痉病等。

【病道】

产妇由于在分娩时用力、出汗、产创、出血，筋骨腠理之门大开，导致气血津液亏虚，气血不能万化，进而体质更加虚弱，加之外来之风、寒、湿邪，瘴气、疫毒、蛊毒等乘虚而入，三元失谐，使得气的功能失常，或虚或阻，或运行紊乱，从而气血瘀阻，诸病入脉，筋脉不通，盈亏失衡而发为本病。具体分析为：

1. 瑶医认为妇女在月子里筋骨腠理之门大开，气血虚弱，气血不能万化，内外空虚，不慎风寒湿邪侵入，诸病入脉，筋脉不通，盈亏失衡所致。它的临床症状是浑身怕冷、怕风、出虚汗；活动关节疼痛，遇冷、遇风、疼痛症状加重；好着衣，严重的病人夏热天穿棉衣。瑶医认为寒邪入骨难治的一个原因是妇女在月子里以 100 天为一个自然恢复期，筋骨与腠理一个闭合，可以把风湿寒邪包入体内，不得排出，病邪长期滞留于体内，损坏腠理与筋骨组织，导致严重的筋骨病。

2. 情绪忧郁，容易引起肝气郁结，导致气血不畅，气血受滞容易失去营养，气血不能万化，体质更加虚弱，不慎风邪侵入，诸病入脉，筋脉不通，盈亏失衡导致本病。它的临床反应症状是怕冷、怕风、活动关节疼痛，此外还伴有麻木、抽搐、胀痛等因素。

3. 妇女在月子里禁止房事生活，过早过多房事则易导致伤阴、伤精、阴精两亏，加之妇女在产褥期经脉不利，筋骨空虚，三元失谐，气血不能万化，风邪可乘虚侵入，并且，血虚生风，内外合邪，诸病入脉，筋脉不通，更甚者，则引发痉病。它的主要临床症状是除浑身怕冷、怕风，关节疼痛之外，还伴有浑身沉重、无力，腰酸、困、疼、不耐疲劳、抽搐，甚者精神失常，灵魂出窍。另外，部分病人伴有风湿与类风湿症状。

4. 好急躁之人，易生志火，多思多想之人暗耗阴血，前者志火可伤阴动内风，后者阴血暗耗生内热而至血燥。瑶医认为血虚生风，即诸病入脉，筋脉不通，气血不能万化，血不养筋骨而导致生风，相当于类风症。其具体临床症状是浑身各大小关节疼痛，头痛或者是局部性疼痛，有的病人伴有怕冷、怕风现象，天阴下雨浑身不适感，严重者可导致浑身水肿，长期治疗不当，可以导致严重的风湿病和类风湿病晚期。

【治道】

治疗原则：本病以风亏打盈、祛因为要为治疗原则。产后风因其不同表现，加以不同治疗。本病主要因外感寒、热、风、湿、瘴气、疫毒、蛊毒等而引发，加之妇人产后气血不足，津液亏虚，故应针对其病邪而选择性地用药以祛除病因，风亏打盈。在用药方面，以打药治疗盈症，以风药治疗亏症。另外，对于部分盈症伴有一些亏虚者，可以适当配伍一些风药。治疗总法以解毒除蛊法、启关透窍法、穿经走脉法、添火逼寒法、补气益元法、祛风散邪法、兼多应杂法为主。

第四节　恶性肿瘤

一、鼻痔

【概述】

鼻癌，瑶医又称“上石疽”，瑶文病名为 mbuqc kuotv ding baengc，相当于中医的鼻渊，西方医的鼻咽癌。系发生于鼻咽腔内的恶性肿瘤。本病有明显的地区性。虽见于五大洲许多国家和地区，但发病率较低，大约 1/10 万，而中国南方的广东、广西、湖南等地发病率较高，特别是广东中南部地区发病率为：男 25.2/10 万，女 12.11/10 万。鼻咽癌为中国十大恶性肿瘤之一，位居第八，由于其发病部位较隐蔽，恶性程度较高，给人们生命健康带来严重威胁。

【病道】

瑶医学认为，家族易感性、特殊的地域环境、大气污染、瘴气传播等，都会导致本病的发生，另外，本病的发生也与精神、饮食习惯、劳作以及外伤等因素有关。当机体受到了风、寒、暑、湿、燥、火邪的侵袭，或者是瘴气、疫毒、蛊毒等邪气的影响，是机体通过鼻子将毒邪吸入人体，通过百脉而运行周身，导致气泄不通，日久停滞于鼻关，进而导致本病的发生。

【治道】

治疗原则：启关通窍、泄毒导痰、兼多应杂、调和盈亏。

二、泵提

【概述】

泵提，瑶医又称“息贲”“肺积”，瑶文病名为 pom ngamh，相当于中医的肺癌，包括西医的肺癌。系指发于支气管黏膜和肺泡的恶性肿瘤，是一种致死率极高的恶性病，已成为一个严重危害公共健康的大问题。最新数据显示：肺癌位居恶性肿瘤之首，全球年增 120 万，我国每年有 40 万人发病，发病率高达 61.4/10 万，与 30 年前相比死亡率上升了 46.8%，占恶性肿瘤 22%，预计 2025 年近 100 万人死于肺癌。男性比女性发病率高，男女发病比例约为 2.3 ：1，本病好发于 40 岁以上有长期吸烟史的男性，近年来女性、二手烟民（被动吸烟者）患病也逐年增多。

【病道】

毒邪深陷，盈亏失和，肺气机不利，宣降失司，气滞血瘀，津液不布，聚而为痰，痰瘀互结而成。西医认为，本病与吸烟以及职业性致癌因素，如砷、石棉、铬、镍、煤焦油、电离辐射、大气污染、环境污染、遗传等因素有关，人体免疫力下降，内环境遭到破坏而发病。

【治道】

治疗原则：解毒除蛊、清热泻毒、导痰清肺、调和盈亏。

三、胃石病

【概述】

胃石病，又叫“翻胃”，瑶文病名为 mbuoqc ngamh，相当于现代医学的胃癌。此病是起源于胃上皮的恶性肿瘤，以上腹疼痛，食欲不振，嗳气、泛酸，恶心，时有呕吐，腹泻，消化道出血，黑便，进行性贫血，多数伴有消瘦乏力，体重减轻等为主要临床表现，是最常见的恶性肿瘤之一，占全球癌症死亡原因的第二位，胃癌的发病率在不同国家、不同地区差异很大。在日本、智利、芬兰等为高发国家，而美国、新西兰、澳大利亚等国家则发病较低，两者发病率可相差10 倍以上。我国也属胃癌高发区，其中以西北地区最高，东北及内蒙古，华北、华东又次之，中南及西南最低。胃癌多发于40 岁以上，41 ～ 60 岁者占三分之二，男女发病之比约为 3.6 ： 1。

【病道】

瑶医认为，本病的发生主要与饮食不节，脾胃失和有关，病从口入，过量饮酒，喜食辛辣，或肥甘厚味，伤及胃肠，久而脾胃失和，肝失疏泄，脾失健运，胃失和降，气滞血瘀，或久病虚实夹攻，脾胃受损，痰湿内生，气结血瘀、痰凝于胃，盈亏失和而成。

【治道】

治疗原则：泄毒消瘤、化痰祛邪、攻毒抑癌。

四、胰积

【概述】

胰积，瑶医又称为“胰石病”，瑶文病名为 bangv ngamh，相当于西医的胰腺癌，系指来源于胰腺导管腺上皮的恶性肿瘤，因其组织类型以导管细胞癌最多见，约为 90%，故通常又被称为“导管细胞癌”。其中发生在胰腺头、颈部都统称为“胰头癌”，发生在腺体、尾部者统称为“腺体尾部癌”，是消化系统常见恶性肿瘤之一。以腹痛、体重减轻、恶心、呕吐、胃肠管出血、消瘦、乏力、黄疸、腹块、腹水等为主要临床表现，是恶性肿瘤中最常见的一种，占全身各种癌肿的 1% ～ 4%，占消化道恶性肿瘤的 8% ～ 10%。由于胰腺癌早期症状隐匿，缺乏特异性表现，故早期诊断十分困难，当出现典型症状时多已属晚期，治疗效果也不理想，病死率高，各国统计五年生存率仅为 2% ～ 10%。

【病道】

瑶医认为，本病主要与吸烟，饮酒，嗜食辛辣、肥甘厚腻，以及暴饮暴食而导致脏腑运化功能失调，盈亏失和，久则肝脾受损，脏腑失和，湿浊阻遏，气血瘀滞，日久成病。

【治道】

治疗原则：清热泄毒、消瘤抑癌、调和盈亏。

五、肠结石

【概述】

肠结石，瑶文病名为 gangh ngamh，相当于中医的肠岩，现代医学的大肠癌。大肠癌为结肠癌、直肠癌、肛门癌等的统称，系指发生在直肠、阑尾、升结肠、横结肠、乙状结肠、直肠及肛门等部位的恶性肿瘤，以排便习惯、粪便性状改变、腹痛、肛门坠痛、里急后重、腹内结块、消瘦为主要临床表现，是我国常见恶性肿瘤之一。本病好发于 45 岁左右的男性，男女发病比例为 3 ∶ 1，居全球癌症死亡率的第 4 ～ 6 位，并呈逐年上升趋势。

【病道】

瑶医认为本病主要由于饮食不节，嗜好烟酒，过食炙烤、辛辣肥腻，使得湿热蕴毒用蕴塞肠中，气道不通，结瘀于下，久致阳明失调，肠道阻塞，进而结而为肠肿瘤。

【治道】

治疗原则：泄毒祛瘀、解毒除蛊、宽肠散结。

六、权提

【概述】

权提，瑶医又称为“肝石病”“癖黄”“肝积”，瑶文病名为 hlan ngamh，相当于现代医学的原发性肝癌，系指原发于肝细胞或肝内胆管上皮细胞的恶性肿瘤，是最常见的消化系统恶性肿瘤之一，严重威胁人民群众的生命及健康。男性发病率高于女性，全世界每年新发肝癌患者 60 多万，居恶性肿瘤的第 5 位。东亚及环太平洋地区是肝癌高发地区，我国新发肝癌人数占全球人数一半以上。初期症状并不明显，晚期主要表现为肝区疼痛、乏力、消瘦、黄疸、腹水等症状。

肝癌分为三种类型，即巨块型、结节型和弥漫型。病理组织学可分为肝细胞性肝癌、胆管型细胞癌、混合型肝癌。

【病道】

瑶医认为，本病因蓄毒不祛，饮食不节，疲劳过度，或情志抑郁，肝郁脾虚，瘀血停滞，毒邪内蕴，累结而成。

西医认为，肝癌一般是在长期慢性肝病的基础上发生的，主要是乙型和丙型肝炎病毒感染导致的慢性病毒性肝炎后演变的肝硬化。同时，与饮水污染有密切关系，黄曲霉菌也可导致肝癌的发生。

【治道】

治疗原则：疏肝散结、开郁化滞、泄毒消瘤、调节盈亏。

七、孥提

【概述】

孥提，瑶医又称“乳石病”“奶瘤”，瑶文病名为 nyorx ngamh，相当于现代医学的乳腺癌。是指发生在乳腺小叶和导管上皮的恶性肿瘤，是女性最常见的恶性肿瘤之一，据资料统计，发病率占全身各种恶性肿瘤的 7% ～ 10%。乳石病的发病常与遗传有关，以及 40 ～ 60 岁之间、绝经期前后的妇女发病率较高。通常发生在乳腺上皮组织，是一种严重影响妇女身心健康甚至危及生命的最常见的恶性肿瘤之一，男性乳腺癌罕见，仅 1% ～ 2% 的乳腺癌患者为男性。

乳石病诊道表现为乳腺肿块、乳腺疼痛、乳头溢液、乳头改变、皮肤橘皮样改变、腋窝淋巴结肿大。

【病道】

瑶医认为，毒热久郁，蓄毒成疾，肝气郁结，肝郁脾虚，气滞痰凝，冲任失调，日久致气滞血热毒内蕴而成。西医认为与月经初潮和绝经年龄、生育与哺乳因素、卵巢激素功能、家族遗传、精神等因素有关。

【治道】

治疗原则：泄毒消瘤、散结化瘀、疏肝清热、调和盈亏。

八、恶血

【概述】

恶血，瑶文病名为 orqv nziamv，相当于现代医学的宫颈癌、子宫颈癌，是指发生在宫颈阴道部移行带的鳞状上皮细胞及颈管内膜的柱状上皮细胞交界的恶性肿瘤，是最常见的妇科恶性肿瘤之一。宫颈癌早期没有任何症状，随着病情进展，患者可出现异常阴道流血，以性交出血为首发症状。此外，白带增多也为宫颈癌常见症状。晚期表现：由于癌肿的浸润、转移，可出现相应部位乃至全身的症状。如尿频、尿急、肛门坠胀、秘结、下肢肿痛、坐骨神经痛、肾盂积水、肾功能衰竭、尿毒症等，最终全肾衰竭。

【病道】

本病因恶毒内陷，肝郁气滞，冲任损伤，肝、脾、肾诸脏盈亏失和，加之湿热邪毒，瘀积阻滞，脏腑功能失调及阻胞宫而成。

【治道】

治疗原则：泄毒消积、通滞散结、抑癌消瘤。

九、石瘕

【概述】

石瘕，瑶文病名为 luonv cauh ngamh，相当于现代医学的卵巢癌，是指发生于卵巢表面体腔上皮何其下方卵巢间质的恶性肿瘤。为妇科常见肿瘤，与早婚、早育、性生活过早或紊乱、经济状况、地理环境、内分泌失调、病毒感染等因素有关。

【病道】

瑶医根据肿瘤的发病情况和临床表现，把肿瘤的病因同归为毒，认为肿瘤由可见和不可见的各种毒引起，是邪毒侵入体内，留结弥漫造成了肿瘤的发生。本病因恶毒内陷，肝郁气滞，冲任损伤，肝、脾、肾诸脏盈亏失和，加之湿热邪毒，瘀积阻滞，脏腑功能失调，积阻胞宫而成。

【治道】

治疗原则：泄毒消积、通滞散结、抑癌消瘤。

十、腹石病

【概述】

腹石病，瑶文病名为 wieh mbeu ngamh，相当于现代医学的膀胱癌，是指膀胱内细胞的恶性过度生长。常发于膀胱腔内及膀胱的黏膜上皮。膀胱的黏膜上皮细胞称作“尿路上皮细胞”，在尿路上皮细胞形成的癌称“尿路上皮癌”，占所有膀胱癌的 90% ～ 95%，是最常见的一类膀胱癌。除此之外，还包括鳞状细胞癌和腺癌。在世界范围内，膀胱癌位列男性最常见实体瘤的第 4 位，女性位列第 7 位，每年新诊断的膀胱癌患者超 350000 名。

【病道】

瑶医学认为百病百医，百因毒为首，百病虚为根。本病为长期受毒邪侵袭而致脾肾两亏或身体素虚，脾肾不足。脾主运化，肾主气化，运化失司，气化不利，则水湿内停，湿邪内停日久而生热，湿热下注于膀胱，而致尿频、尿急、尿痛。热灼络脉，迫血妄行，或气虚摄血无力而致血离经脉发为血淋、溺血。瘀血不去，新血不生，瘀热交搏，渐化为毒，毒热交织，腐蚀肌肉，致发热、贫血、衰竭之征象。

【治道】

治疗原则：泄毒消瘤、攻邪利水、调和盈亏。